GUIDE PRATIQUE

D'ÉLECTROTHÉRAPIE

DU MÊME AUTEUR

Recherches sur l'occlusion des orifices auriculo-ventriculaires.

De la théorie dynamique de la chaleur dans les sciences biologiques. Ouvrage couronné par la Société de biologie.

Expériences sur la genèse des leucocytes et sur la génération spontanée.

De la vibration nerveuse et de l'action réflexe dans les phénomènes intellectuels. (Revue de Littré.)

Des mouvements de l'intestin. De la contraction des fibres lisses. — Influence des courants sur le système nerveux, — sur la circulation, etc., en collaboration avec Ch. Legros, professeur agrégé à la Faculté. (Médaille d'or de l'Académie des sciences. 1870.)

Recherches expérimentales sur les phénomènes consécutifs à l'ablation du cerveau et sur les mouvements de rotation.

De l'État mental de la population de Paris pendant les deux sièges.

Contribution à l'étude de la septicémie.

Traité d'Électricité médicale, en collaboration avec Ch. Legros. (Deuxième édition.)

Deux leçons sur l'emploi médical de l'Électricité faites à l'hôpital de la Salpêtrière.

Du langage considéré comme phénomène automatique et d'un centre nerveux phono-moteur.

De la différence d'action des courants continus et des courants induits sur l'organisme.

De la Psychologie dans les drames de Shakespeare. 1876.

Articles Muscle et Contractures dans le Dictionnaire Encyclopédique.

Étude phychologique et clinique des surfaces en contact avec le sol.

Des déformations du pied et de la jambe.

Article Électrothérapie du Dictionnaire Encyclopédique.

Fondation des journaux : *Midi médical* et la *Santé au soleil*. Nice. 1886, 87 et 88.

10110-87. · · Corbeil. — Imprimerie Crété.

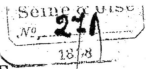
GUIDE PRATIQUE

D'ÉLECTROTHÉRAPIE

PAR LE

DOCTEUR ONIMUS

de l'Institut (Grand Prix de médecine et de chirurgie
de l'Académie des Sciences), etc.

———

TROISIÈME ÉDITION

Augmentée d'un chapitre sur l'Électricité statique
par le Dʳ DANION

———

Avec 119 figures dans le texte

———

PARIS

G. MASSON, ÉDITEUR

LIBRAIRE DE L'ACADÉMIE DE MÉDECINE

120, Boulevard Saint-Germain, en face de l'École de Médecine.

——

M DCCC LXXXIX

PRÉFACE

DE LA TROISIÈME ÉDITION

En raison de l'extension qu'a prise dans ces dernières années la thérapeutique de l'électricité statique, nous avons jugé néces-saire de donner plus d'extension à ce chapitre. Habitant actuellement le littoral méditerranéen, et le D Bonnefoy ayant depuis longtemps abandonné l'électrothérapie, nous avons demandé à notre confrère le D* Léon Danion, auquel la pratique de cette partie de l'électrothérapie est également familière, de vouloir bien nous prêter le concours de sa collaboration.*

Notre collaborateur est d'ailleurs connu depuis longtemps par de sérieux et importants

travaux d'électro-physiologie et d'électro-thé-
rapeutie et nous sommes heureux sous tous
les rapports de cette collaboration, persuadé
qu'elle ne peut être que très utile au public
médical.

Nous avons voulu conserver dans cette édi-
tion un grand nombre de notions scientifiques
renfermées dans notre précédente édition,
alors qu'elles pourraient paraître surannées à
quelques confrères spécialistes « modernes ».

Malgré notre déférence pour les annota-
tions nouvelles, et malgré le désir du D͏ͬ Da-
nion, il nous semble que dans un guide
pratique, nous sommes plus compréhensible
et par conséquent plus utile en nous servant
des expressions ordinaires.

Nous avons tort évidemment en n'indiquant
pas selon les cas l'emploi d'un courant d'une
intensité d'un certain nombre d'ampères pour
électriser un membre d'une résistance de
plusieurs ohms avec une force électro-motrice,
de plusieurs volts, mais nous avons cru que
par ce vocable nouveau, nous surchargerions

la mémoire des lecteurs. Si nous devons avoir la précision mathématique dans les discussions scientifiques, nous croyons que dans un livre élémentaire il est permis de conserver les notions anciennes qui ont fait leurs preuves et qui ont reçu tout au moins la sanction pratique du temps.

D'un autre côté, notre livre s'adresse aux praticiens de tout âge dont beaucoup ont autrefois étudié l'électricité d'après les notions anciennes, et nous irions à l'encontre de notre but, si pour lire et comprendre ce livre, nous imposions tout d'abord l'obligation de faire des études complètes de science électrique.

INTRODUCTION

DE LA DEUXIÈME ÉDITION

Nous avons conservé dans cette deuxième
édition le plan général adopté par M. le
Dᵣ Bonnefoy dans la première édition, car ce
n'est toujours qu'un simple Guide pratique
que nous voulons donner au public médical.
Les questions si compliquées et si hypothé-
tiques de l'électrotonus, les aperçus physiologiques, les théories sur le mode d'action des
courants électriques, etc., ne trouvent guère de
place ici, et nous les avons réservés pour le
Traité d'électricité.

Nous aurions voulu également passer sous
silence les questions encombrantes du magnétisme et de la métallothérapie, etc., mais nous
avons dû les indiquer au moins sommairement,

car dans ces dernières années elles ont été
l'objet de l'attention du public, et quelques
médecins ont cherché, en France surtout, à les
tirer de l'oubli où elles étaient tombées.

Les praticiens d'un certain âge n'ont pas été,
il est vrai, émus de ces tentatives, car dans
leur jeunesse l'Académie de médecine avait
déjà été saisie de questions analogues, et à l'en-
thousiasme de quelques-uns avait succédé la
conviction presque générale que ces faits, si
curieux qu'ils fussent, ne renfermaient rien de
vraiment pratique.

Il faut, quoi qu'il en soit, s'attendre, tous les
trente ans environ, à voir ces mêmes questions
réapparaître, car l'étude des phénomènes hystériques est si variée, si saisissante, si émou-
vante et même si amusante, que le public se
jette avec passion sur tout ce qui a rapport à
ces manifestations. — On a beau lire ce qui a
été dit sur ce sujet, on a beau être convaincu
qu'il y a en tout ceci plus d'apparence que
de médecine rationnelle, on a beau savoir que
ce sont là des cas exceptionnels qui ont toujours été exceptionnels, et qui le seront toujours, on se sent malgré tout comme attiré
par l'étrangeté de ces phénomènes. Ils ont en

même temps pour le spectateur ordinaire quelque chose d'imposant, de tragique, qu'autrefois on supposait divin ou satanique, et qu'aujourd'hui encore on cherche volontiers à faire passer pour surnaturel. — Aussi, chaque génération a eu et aura une période où l'on étudiera avec engouement les singularités du système nerveux, et tous les phénomènes qui constituent pour ainsi dire l'*incognoscible* de la médecine. Oui, il y aura toujours dans toutes les sciences, et principalement dans les sciences médicales, des faits dont l'explication ne peut être donnée, et qui sont analogues de l'*incognoscible* en philosophie. C'est même cette partie des sciences qui a pour l'esprit humain le plus d'attrait, car c'est dans ces questions que l'imagination peut se livrer à tout son essor, même à toutes ses divagations, et cela sans que la réfutation scientifique soit réellement possible.

Dans toutes les recherches vraiment scientifiques et pratiques, il faut se garder de trop côtoyer ces régions, et pour la médecine surtout, il faut se rappeler qu'il n'y a guère de profit, mais des dangers divers à se laisser entraîner dans le domaine psycho-nerveux, et spécialement dans l'association de ces deux éléments:

les manifestations pathologiques de l'hystérie
et l'emploi de l'électricité.

Il y a peu de malades, surtout au début de
notre pratique, qui ne nous aient demandé si,
entre les courants électriques et le magnétisme
animal, il n'y avait pas identité ; et tous ceux-
là auraient bien volontiers voulu se soumettre
à des pratiques étranges et plus ou moins mys-
térieuses. C'est même la raison principale pour
laquelle nous avons toujours cherché à simplifier le plus possible les appareils et tous les
accessoires, et c'est également pour cette raison que nous n'avons jamais voulu user, sans
raison absolue, des appareils à électricité statique, et de tout cet attirail qui frappe tant
l'imagination du malade.

Pour que l'électrothérapie fasse de véritables
progrès, il faut même exagérer la simplicité
des méthodes, et lutter contre la tendance du
grand public et du public médical, à voir dans
cette médication un agent mystérieux et extra-
ordinaire. Les amateurs de mysticisme et de
métaphysique, les oisifs, les admirateurs de tout
ce qui est nouveau et étrange, sont en quête
de toutes ces choses-là, et dès qu'il se produit
scientifiquement un fait quelconque dans ce

sens, ils l'amplifient, le dénaturent et le livrent
aussitôt à la curiosité publique. Nous avons été
mieux placé que bien d'autres, pour voir combien toutes les expériences de métallothérapie
et d'hypnotisme et la publicité générale donnée
à ces phénomènes ont été aussitôt exploités
par les spirites, les électro-magnétiseurs, etc.,
et combien le public les a encouragés, au point
qu'ils sont devenus une distraction de la haute
société, et qu'on est allé jusqu'à remplacer,
dans les soirées mondaines, les divertissements
ordinaires, par des représentations de ce genre.
Un médecin qui dans la journée fait de l'électrothérapie et surtout des applications d'électricité statique, y a joint la spécialité de se
rendre le soir dans les salons avec deux ou trois
sujets, et d'y répéter, comme dit le programme,
« les expériences de la Salpêtrière ».

On ne saurait trop le répéter, c'est là l'écueil
de l'électhrothérapie, c'est par là qu'elle perd
à chaque instant de sa considération scientifique, et qu'elle dévie vers des procédés plus
ou moins blâmables. Il en résulte naturellement, même dans les esprits les plus impar-
tiaux, une réaction qui, pendant des années,
pèse sur le progrès de ces études.

Cependant, bien des recherches sur les maladies les plus communes sont encore à faire,
et surtout bien des notions utiles et d'un emploi journalier sont encore à propager et à
faire accepter ; avant de pénétrer dans l'*incognoscible*, il y a encore bien des choses à faire
dans le *cognoscible*. Aussi est-ce sur ce terrain
accessible et solide que nous avons tenu à
nous maintenir, mettant notre amour-propre à
être utile à nos confrères, aux malades, et à
nous montrer digne des encouragements de
toute espèce que nous avons obtenus (1). La
seule ambition de notre vie scientifique est de
contribuer pour une part, si petite qu'elle soit,
au progrès et à la considération professionnelle
de la thérapeutique.   O.

Novembre 1881.

(1) Parmi ces encouragements, à côté du Grand Prix
de médecine et de chirurgie de l'Académie des sciences,
que nous avons obtenu, nous plaçons la mention qui
nous a été accordée dans le prix Volta et les paroles si
flatteuses prononcées par M. Foucher de Careil. Notre
récompense la plus agréable est de reproduire le passage suivant du compte rendu de la séance du Sénat du
20 décembre 1880.

« Plusieurs de nos honorables collègues m'ont fait observer que dans le rapport que vous avez pu lire dans le

Journal officiel, il n'est pas question du grand prix de 50,000 francs qui a été décerné cette année par la commission du prix Volta ni du rapport fait au ministre de l'instruction publique à l'occasion de cette grande récompense, ni du concours si remarquable d'inventions qui lui a donné lieu.

« Il y avait, en effet, messieurs, peut-être une omission à ne pas citer dans le rapport, à côté des noms des grands électriciens étrangers, ceux des électriciens français qui avaient attiré son attention par les travaux accomplis dans cette branche de la physique et dont les noms se trouvent mentionnés avec faveur, je dirai même avec honneur dans le rapport de la commission du prix Volta.

« Je vous demande donc la permission de citer les quelques lignes qui les concernent. On lit dans cet important document :

« La commission signale également les travaux de « M. Gaston Planté, relatifs à la construction et à l'emploi « des couples et des batteries secondaires de son inven-« tion ; ces appareils permettent d'accumuler et de trans-« former la puissance de la pile voltaïque, de manière à « donner temporairement des effets de tension et de quan-« tité très supérieurs à ceux de la source génératrice. »

« Et elle mentionne encore avec éloge « les travaux « électro-physiologiques de M. le Dr Onimus qui a étudié « avec persévérance les propriétés physiologiques des « courants électriques, suivant leur direction, leur inten-« sité et leur durée, ainsi que l'influence que peut exercer « l'électricité dans les principales affections de l'orga-« nisme. » J'aurais eu d'autant plus de regret d'oublier ces grands inventeurs français que les savants étrangers eux-mêmes leur rendent hommage dans les termes les plus flatteurs pour notre amour-propre national.

« Enfin, l'Académie des sciences tout entière, ne pouvant pas créer une nouvelle récompense, après avoir distribué les 70,000 francs accordés, savoir 50,000 francs au téléphone de M. Bell et 20,000 francs à la machine Gramme, l'Académie des sciences, à l'unanimité, par une exception rare et par un véritable privilège pour ces deux inventeurs français, les a recommandés à M. le ministre de l'instruction publique pour qu'une récompense honorifique leur fût décernée. Je viens donc réparer cette omission et compléter ainsi le rapport sur la demande de plusieurs de nos honorables collègues. » (Très bien! très bien!)

PRÉFACE

DE LA PREMIÈRE ÉDITION

Comme l'indique son titre, ce livre est uniquement un résumé pratique des modes d'application des courants électriques. M. le Dr Bonnefoy, en recueillant la plupart des leçons que
nous avons faites depuis quelques années à
l'École pratique de la Faculté de médecine, a
tenu à éliminer toutes les questions théoriques
et toutes celles qui comportent de longues discussions. On ne trouvera donc ici ni l'exposé
des expériences et des principes d'electro-phy-
siologie, ni des observations cliniques, ni enfin
aucune étude critique des travaux publiés, soit
en France, soit à l'étranger, sur les applications
médicales de l'électricité. Nous avons été obligés de procéder par indications sommaires et
par affirmations *à priori*, ce qui est, nous nous

hâtons de l'avouer, contraire à notre goût.
Nous aurions préféré, pour chaque cas patho-
logique, indiquer sur quels faits ou sur quel
raisonnement nous nous fondons pour con-
seiller tel ou tel mode opératoire, car nous
répéterons ici ce que nous avons écrit dans
notre *Traité d'électricité médicale* : « Pour que
l'électricité puisse devenir un agent thérapeutique méthodique et rationnel, il faut que le
médecin sache, avant tout, quelles sont les diverses modifications qu'il détermine dans l'organisme, lorsqu'il applique sur une région
quelconque les électrodes d'un appareil électrique. » Mais si les recherches physiologiques
et cliniques sont nécessaires pour constituer
toute science médicale, et surtout une science
aussi nouvelle que l'électrothérapie, les applications pratiques, principalement pour les cas
les plus communs, peuvent être faites sur de
simples indications, et d'après les conclusions
qui découlent des faits déjà observés. Notre but
serait donc atteint si cette publication contri-
buait à rendre service à ceux-là mêmes qui
n'ont pu étudier que très imparfaitement toutes
les questions que comporte l'emploi de l'électricité. Les encouragements personnels que

nous avons reçus du public médical et la haute
récompense que nous avons obtenue de l'Institut nous font un devoir de consacrer tous
nos efforts à répandre les notions utiles de cette
science et à la mettre, autant que possible, à la
portée de tous.

Aujourd'hui, en effet, ni les préventions des
uns, ni les enthousiasmes exagérés des autres,
ne peuvent plus nuire à la propagation de l'emploi de l'électricité comme moyen thérapeutique. Elle n'est plus, comme tant d'autres
remèdes, une médication d'engouement ou
d'essai ; on peut affirmer qu'elle a passé cette
période critique, et que dorénavant son emploi
se vulgarisera, à mesure qu'on en connaîtra
plus scientifiquement les effets, et qu'on saura
mieux en régulariser les actions.

Plusieurs affections ne sont vraiment guéris-
sables que par l'emploi des courants électriques ; pour d'autres, l'électricité, sans être
aussi indispensable, hâte singulièrement la guérison ; enfin l'état de beaucoup de maladies in-
curables est relativement amélioré par ce
traitement. Peu d'agents thérapeutiques ont à
leur actif autant de titres et une valeur aussi
incontestable. Cependant, il faut le reconnaître,

l'emploi de l'électricité est encore bien limité,
et de toutes parts on rencontre, à son égard,
des préventions qui sont difficiles à dissiper.
Cette sorte de défiance tient aussi bien aux par-
ticularités des phases historiques traversées par
l'électrothérapie, qu'à ses effets singuliers sur
l'organisme, et aux conditions physiques de
son mode d'administration.

Au siècle dernier, lorsqu'on découvrit l'électricité, on crut avoir trouvé en même temps le
principe de la vie, car les manifestations étranges de cet agent sur les cadavres et sur les
membres paralysés lui donnèrent aussitôt l'apparence d'une panacée universelle. L'illusion
ne fut pas de longue durée; comme toujours,
on alla d'un excès à l'autre, et l'emploi de
l'électricité fut un instant le monopole exclusif
des empiriques. Malgré les travaux de savants
distingués, cette défaveur dura bien des années,
et elle ne se dissipa en partie que lorsque cette
science fut de nouveau étudiée, et nous pouvons
dire illustrée, par les Magendie, A. Becquerel,
Hiffelsheim, Remack, Duchenne (de Boulogne).
Grâce à son génie d'observation, ce dernier
surtout a fait faire à l'électrothérapie des progrès immenses; l'œuvre qu'il a laissée est une

des plus considérables de notre époque. Sans
titre officiel, abandonné à ses propres ressources, en lutte pendant longtemps contre des
préventions de toute espèce, Duchenne, jusqu'aux derniers jours de sa vie, a enrichi la
science de découvertes importantes. Il a, pour
ainsi dire, ouvert une ère nouvelle à l'étude des
affections nerveuses et musculaires, et nul
mieux que lui n'a montré toutes les ressources
que l'on peut tirer de l'emploi de l'électricité.
A côté de ses talents personnels et de ses
grandes qualités médicales, il a été admirablement secondé, il faut le reconnaître, par cet
appareil physique qui, au premier abord, ne
paraît utile que pour faire tressaillir des muscles.
C'est, en effet, en explorant patiemment la
contractilité électro-musculaire que Duchenne
est parvenu à grouper certaines affections mé-
dullaires mal définies jusqu'à lui, et à distinguer
les diverses formes d'atrophies musculaires. A
l'aide de ces détails d'exploration électrique et,
de ces caractères spéciaux qui paraissent insi-
gnifiants aux autres médecins, il a su remonter
aux lois générales et, par voie de synthèse,
reconstituer l'ensemble et la nature réelle d'un
grand nombre d'affections.

Avec son talent d'observateur, combien de-
vait lui être utile cet instrument physique, qui
lui donnait toujours des indications précises,
et sur lesquelles ne peuvent influer ni l'imagination ni les idées préconçues. Pour beaucoup
de maladies du système nerveux, l'examen de
la contractilité électro-musculaire est en effet
un moyen des plus exacts de diagnostic, et l'on
pourrait presque dire que ce procédé remplit
vis-à-vis de ces affections le rôle important que
l'auscultation et la percussion ont acquis, dans
le diagnostic et dans le pronostic des affections
pulmonaires et cardiaques. Aujourd'hui, grâce
à la comparaison que nous pouvons faire, de
l'action des différentes formes de courants électriques sur l'organisme, nous arrivons, dans
beaucoup de cas, à établir le diagnostic avec
une certitude absolue.

Il existe contre l'électrothérapie deux pré-
jugés que l'on rencontre à chaque instant. L'un
qui veut, à tout prix, que l'électricité soit un
agent mystérieux, dont les effets ne peuvent
jamais être étudiés et connus. La vérité est
qu'il y a, au contraire, peu d'agents thérapeutiques dont le mode d'action soit mieux connu
et analysé. On sait, en effet, en grande partie

comment il agit sur la circulation, sur les
muscles et sur le système nerveux. Mais on
hésite toujours à l'assimiler aux autres agents
thérapeutiques, et l'on persistera longtemps
encore à en faire une chose à part et qui ne
peut être employée qu'exceptionnellement. Ce
n'est qu'à bout de ressources, et après avoir
épuisé tous les autres remèdes, qu'on songe aux
courants électriques, et l'on dirait que leur rôle
est uniquement de guérir les maladies dites in-
curables, tandis que leur influence est incontestable dans un grand nombre d'affections
communes où leur emploi serait plus simple
et plus avantageux que les autres médications.
L'électricité n'est pas un spécifique, et ne doit
pas être réservée pour des cas exceptionnels ;
c'est un des agents les plus puissants que nous
ayons pour modifier la nutrition intime des tissus, les circulations locales, les atrophies ou les
contractures des muscles, les irritations ou les
paralysies du système nerveux. Dans tous ces
cas, il peut rendre de grands services comme
agent principal ou comme adjuvant ; mais encore une fois, ce n'est point par une influence
occulte que l'électricité agit et guérit, c'est
uniquement par les phénomènes chimiques et

physiologiques qu'elle détermine dans l'organisme.

L'autre préjugé et le plus répandu, même parmi les médecins, est que l'électricité sous toutes ses formes est le plus violent et le plus dangereux des excitants. Cela peut être vrai dans certaines conditions, mais cela est absolument erroné dans la majorité des cas; car les courants électriques agissent soûvent comme un sédatif très puissant, et loin d'amener des effets d'excitation, ils ont une action calmante remarquable. Nous l'affirmons, *rien n'est moins dangereux que l'électricité*, à la condition expresse qu'on s'attache à l'appliquer rationnellement, et selon les affections, en employant les courants qui sont indiqués. Le plus souvent, cela est facile et surtout pour les maladies nettement définies ; mais, nous le reconnaissons, dans les cas délicats, cela devient d'une grande difficulté. La variété d'action des courants électriques selon leur nature, selon leur direction, selon leur durée d'application, selon leur intensité devient une première cause d'embarras. Une seconde cause est la difficulté, dans bien des cas, d'un diagnostic absolument précis, car il ne suffit plus ici d'entrevoir la maladie, il faut en reconnaître la cause et la nature intime. Que de variétés, par exemple, dans les névralgies, même dans une seule de leurs formes, la sciatique ! Eh bien, le traitement doit être modifié selon les symptômes, selon que l'affection est récente ou ancienne, selon qu'il y a ou qu'il n'y a pas altération consécutive des muscles, selon le siège des douleurs, etc. Et malheureusement, pour toutes ces circonstances, il est impossible de poser à priori des règles fixes ; on ne peut que tracer des indications générales.

Un second élément qui échappe complètement à des lois fixes est le malade même ; rien, en effet, n'est plus variable que la tolérance des malades pour les courants électriques ; l'un éprouvant certains effets qu'un autre malade, dans des conditions en apparence identiques, éprouvera avec un courant deux, trois, quatre fois moins fort. Aussi est-il impossible de déterminer d'une façon exacte, au moins pour certaines personnes, la durée et quelquefois même la direction du courant. Il y a presque pour chacun, dans les premiers jours, un essai à faire, et c'est dans ces cas que rien ne peut suppléer à la pratique et à l'observation personnelle.

Nous ajouterons même qu'il est important de
tenir compte du moment où l'on fait les applications électrothérapiques, et que les indications sont souvent différentes selon les symp-
tómes du moment. Entre plusieurs exemples,
nous citerons le suivant, parce qu'il est des
plus remarquables. Nous avons vu récemment
un médecin appliquer, avec une persévérance
qui fut funeste au malade, un courant ascendant assez intense dans un cas d'ataxie locomotrice, et cela pendant une poussée excessivement forte, accompagnée de fièvre et de
toutes les manifestations d'un état aigu. Il
agissait ainsi d'après des indications contenues
dans notre *Traité d'électricité médicale*, et qui
avaient été mal interprétées. Nous n'avons
jamais pu supposer, en effet, que l'on fît ces
applications dans des conditions pareilles, et
si, malgré l'état aigu, on avait voulu dans ce
cas se servir de courants électriques, c'est évidemment un courant moyen, de direction op-
posée, qu'il eût fallu employer. En thérapeutique comme ailleurs, l'*opportunisme* joue un
grand rôle, et surtout dans l'emploi des courants électriques.

Nous sommes partisan convaincu de la méde-

cine expérimentale, mais nous avouons volontiers que tous les faits cliniques ne peuvent être
expliqués et surtout dominés par les faits physiologiques ; non qu'il y ait contradiction entre
eux, mais parce que les conditions où ils se produisent ne sont plus les mêmes. Les causes
d'irritation du système nerveux, chez un malade, sont souvent différentes de celles que
nous pouvons déterminer chez un animal sain,
et, par conséquent, ce qui s'applique à un cas
ne saurait convenir à l'autre. Aussi, si les lois
peuvent être absolues pour les phénomènes
physiologiques, elles ne peuvent plus l'être pour
les faits cliniques. Il est, par exemple, vrai et
toujours vrai que chez les animaux mis en
expérience, le courant continu descendant diminue l'excitabilité de la moelle, mais cela
pourra être moins absolu chez les malades.
Certes, la loi physiologique nous donne des
indications importantes, qui doivent servir de
base à toute application thérapeutique, et qui
sont exactes dans la majorité des cas ; mais
l'irritation médullaire pourra dépendre, dans
les états pathologiques, de bien des causes, et
l'une ou l'autre de ces causes pourra amener
des modifications telles que la loi physiologique

cessera d'être applicable. Les lois cliniques n'ont donc jamais le même degré de certitude que celles qui résultent des recherches physiologiques, et, par conséquent, les préceptes que nous avons formulés dans cet ouvrage ne sont exacts qu'autant que des principes de thérapeutique peuvent l'être.

Mais, ces réserves faites, nous espérons avoir donné aux médecins des indications utiles et pratiques, et qui leur serviront dans les nombreux cas où l'électricité trouve son application thérapeutique.

Dᵣ ONIMUS.

GUIDE PRATIQUE
D'ÉLECTROTHÉRAPIE

COURANTS DE LA PILE

Courants continus ou constants.

DE LA PILE EN GÉNÉRAL. — Si l'on met en présence des métaux et des liquides différents, il se
produit, selon les dénominations usitées, une composition du fluide
neutre : le fluide po-
sitif se porte sur l'un
des métaux, le fluide
négatif se porte sur
l'autre ; on a, en un
mot, production d'é-
lectricité dynamique.
Si nous prenons une
lame métallique for-
mée par la réunion d'un morceau de zinc et d'un
morceau de cuivre (fig. 1), et si nous plongeons ses
deux extrémités dans de l'acide sulfurique étendu

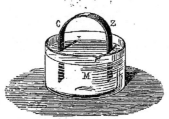

Fig. 1.

d'eau, la force électromotrice sépare les deux électricités : le zinc Z
prend la tension
positive, et le cui-
vre C prend la ten-
sion négative.

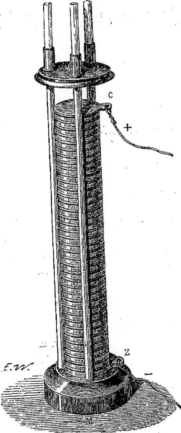

C'est sur cette
propriété physi-
que que, vers la
fin du xviiie siècle,
Volta construisit
la pile qui porte
son nom. Cette
pile est formée par
la superposition
d'un certain nom-
bre de couples for-
mant une colonne.
Chaque couple se
compose d'un dis-
que de cuivre C
(fig. 2) et d'un dis-
que de zinc Z sé-
parés par une ron-
delle de drap im-
bibée d'un acide
capable d'agir chi-
miquement sur le
zinc.

Fig. 2. — Pile de Volta.

Si l'on met en
contact, en les superposant, un grand nombre de

ces couples, on réunit les électricités développées par chacun d'eux ; l'électricité positive se porte sur le cuivre C et la négative sur le zinc Z. Les signes + et — indiquent le sens de la tension électrique à chaque pôle.

Ce phénomène n'est pas dû, comme l'a dit Volta, au simple contact de corps hétérogènes, mais bien aux actions chimiques qui se passent dans ces corps mis en présence, et l'on peut dire d'une manière générale que toute action chimique est accompagnée de phénomènes électriques.

Puisque l'action chimique est la source de l'électricité dégagée par un couple métallique, on doit évidemment chercher à associer deux métaux dont l'un soit fortement attaqué, et dont l'autre ne soit point attaqué. Plus la différence d'action chimique sur ces deux métaux sera grande, plus la quantité d'électricité sera considérable. Le zinc est, en général, le métal que l'on emploie pour être attaqué, et pour le métal le moins attaquable on emploie le cuivre, le platine et enfin le charbon.

DE LA QUANTITÉ ET DE LA TENSION. — La quantité d'électricité produite en un temps donné est proportionnelle à l'intensité de l'action chimique que subit le métal attaqué. Cette quantité dépendra donc de la surface des métaux et de l'énergie des liquides excitateurs. La nature de l'action chimique influe en même temps sur l'intensité de l'électricité ; car dans les différentes actions chimiques qui se produisent, une partie des électricités développées se recombine immédiatement ; celle qui reste libre, et qui s'accumule aux pôles, possède nécessairement une intensité dépendant de la manière dont les molécules se sont groupées dans les mouvements dont les anime l'action chimique.

Les électricités qui s'accumulent aux pôles ont une tendance à s'unir à travers le couple même. Cette recomposition des deux fluides sera d'autant plus difficile que les fluides accumulés aux deux pôles éprouveront plus de résistance à travers le liquide et les métaux qui composent le couple. Plus cette résistance sera grande, plus la *tension* sera forte.

Lorsqu'on réunit plusieurs couples (fig. 3), la

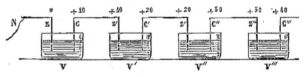

Fig. 3.

résistance intérieure qui s'oppose à la réunion des fluides accumulés aux pôles sera encore plus considérable qu'avec un seul couple, puisque chaque nouveau couple vient apporter la même somme de résistance; donc, lorsque plusieurs couples sont réunis, la tension augmente, et elle augmente avec le nombre des éléments. Il faut pour cela que les pôles de chaque élément soient en contact avec les pôles contraires de l'élément suivant : le zinc, par exemple, avec le cuivre, comme cela est représenté dans la figure 3.

La *quantité* d'électricité et la *tension* ne sont donc point deux termes synonymes, comme quelques personnes peu initiées aux sciences physiques le supposent quelquefois : l'une, en effet, est proportionnelle à l'intensité de l'action chimique, l'autre est en rapport avec la résistance intérieure de la pile, et avec le nombre d'éléments employés.

Une série d'éléments réunis en tension ne donne pas plus de quantité qu'un seul élément, mais elle permet de surmonter des résistances extérieures et d'obtenir des effets impossibles à réaliser avec un seul élément. Plus on aura d'éléments, plus la force électrique aura de puissance ou de tension pour se frayer un passage et pour imprimer des modifications mécaniques aux molécules des corps qu'elle traverse.

Si, par exemple, nous supposons une série de locomotives dont la force motrice, pour chacune, peut produire un trajet de dix kilomètres, toutes ces locomotives, reliées entre elles, ne parcourront exactement que les dix kilomètres. Mais si, pendant ce trajet, elles ont des masses considérables à traîner, elles produiront ce travail bien plus facilement si elles sont nombreuses que s'il n'y en a qu'une, et plus il y aura de locomotives, plus facilement les masses seront enlevées, ou, ce qui revient au même, plus facilement les résistances seront surmontées.

Il en est de même pour la pile. Quel que soit le nombre d'éléments employés, la quantité d'électricité produite ne varie pas, mais la tension augmente ou diminue suivant que le courant provient d'un plus grand ou d'un plus petit nombre de couples. C'est cette tension qui permettra de surmonter des obstacles considérables, alors qu'il serait impossible d'obtenir ce résultat avec un petit nombre d'éléments, quoique, dans ce dernier cas, la quantité d'électricité produite soit la même ; car il est important de le remarquer, et nous verrons la conséquence de ce fait, non seulement la tension permet au flux électrique de se combiner à travers les corps interposés entre les rhéophores, mais une fois la résistance vaincue, elle agit encore sur ces corps en forçant les molécules à prendre une certaine orientation, et facilite en même temps les actions chimiques qui ont lieu dans les tissus.

DE L'ACTION CHIMIQUE DE LA PILE. — Lorsque dans un liquide contenant un sel en dissolution on plonge les deux pôles d'une pile, le sel ne tarde pas à être décomposé ; l'acide se porte sur le pôle positif, la base sur le pôle négatif.

La quantité chimique d'une pile est évaluée par le voltamètre, petit appareil qui se compose d'un vase de verre traversé par des fils métalliques dont les extrémités sont en platine (fig. 4). Ces fils sont isolés l'un de l'autre et sont mis en communication par leur partie extérieure avec les électrodes d'une pile. Le vase contient de l'eau, et dès que le circuit est fermé, on voit partir de chaque point des fils de platine de petites bulles de gaz que l'on recueille dans des éprouvettes placées au-dessus. L'hydrogène se dégage au pôle négatif, l'oxygène au pôle positif. Selon la plus ou moins grande quantité de ces gaz qui se dégage dans un temps donné, on peut juger des effets chimiques d'une pile.

Si, au lieu de la solution, on expérimente sur des substances organiques, on voit un phénomène identique se produire; sur des muscles détachés

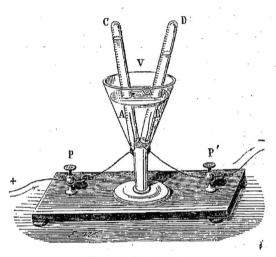

Fig. 4. — Voltamètre.

du corps et soumis à un courant, on obtient, du côté de l'électrode positive, des acides sulfurique, phosphorique, chlorhydrique et azotique, et du côté du pôle négatif, des alcalis, de la potasse, de la soude, de l'ammoniaque.

Cette action décomposante des tissus a été utilisée en chirurgie surtout. On peut, en effet, et cela

se conçoit *a priori*, au moyen de courants assez
énergiques, décomposer les sels qui se trouvent
dans les tissus, et obtenir, au pôle positif, une cautérisation due aux acides qui viennent s'y rendre,
et au pôle négatif, une cautérisation faite par les
alcalis.

On verra, dans la partie chirurgicale de ce traité,
les avantages que l'on peut tirer de cette propriété
électrolytique.

Enfin, il est deux autres principes très importants à retenir pour le médecin.

Le premier est que le métal le plus attaqué
prend toujours l'électricité négative. Comme il est
nécessaire, pour les applications thérapeutiques,
de connaître la direction des courants, il suffit,
pour bien distinguer le signe des pôles, de se rappeler ce principe général.

Le second principe consiste en ce fait, que la
quantité d'électricité que donne un seul couple est
la même que celle que donnent plusieurs couples
égaux réunis entre eux par leurs pôles contraires.

Des conditions de constance. — La pile voltaïque
s'affaiblit assez vite lorsque son circuit est fermé.
Cette diminution peut provenir en partie de l'altération du liquide sous l'influence de l'action chimique, mais elle provient surtout des dépôts qui
se forment sur les lames métalliques et qui donnent lieu à des courants secondaires se dirigeant
en sens inverse de celui de la pile et le détruisant
en partie. Enfin, ces couches déposées, surtout
lorsqu'elles sont gazeuses, ont encore pour effet de

séparer les lames métalliques du liquide, ce qui ra-
lentit l'action chimique et forme un obstacle au
passage de l'électricité du liquide dans le métal, ou
réciproquement.

Dans plusieurs piles, on a entouré le métal non
attaqué, de liquides propres à absorber les gaz qui

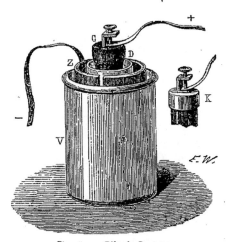

Fig. 5. — Pile de Bunsen.

viennent ainsi se rendre à l'un des pôles, et qui
par leur présence diminuent l'intensité de la pile.
C'est cet usage que remplit l'acide azotique dans la
pile de Bunsen.

Dans cette pile (fig. 5), le zinc plonge dans de
l'eau acidulée par l'acide sulfurique et le vase
poreux reçoit le charbon et l'acide azotique. On
peut également remplacer l'acide azotique, dont les

1.

vapeurs sont si désagréables, par une solution de bichromate de potasse. Cette dernière modification constitue la pile de Grenet.

Les conditions nécessaires pour qu'une pile soit constante sont donc :

1° Que le dégagement des gaz soit évité ;

2° Qu'il n'y ait point, autant que possible, de changement chimique dans les liquides de l'élément ;

3° Que les surfaces métalliques ne soient point altérées par le dépôt de métaux nuisibles.

La constance est une condition des plus importantes dans les piles employées en médecine. Il est en effet nécessaire que le médecin soit certain, à chaque moment, de la force du courant qu'il emploie. De plus, la tolérance des courants, et par suite leur action thérapeutique, varie beaucoup d'un individu à un autre. Dans les premières séances, on est très souvent obligé de faire des tâtonnements pour savoir le nombre d'éléments que supporte le malade, ou même l'intensité du courant qu'il est utile d'employer pour obtenir des résultats avantageux. On conçoit ainsi la nécessité d'une pile absolument constante, car ces premiers tâtonnements ne doivent pas être répétés chaque jour. Certainement qu'avec des rhéostats bien construits, on peut arriver à obtenir un courant qui, chaque fois, aura la même intensité ; mais ce sont là des procédés longs, délicats et réellement fastidieux en pratique. La chose la plus simple et la plus facile est d'avoir une pile constante, et, sous ce rapport, la pile au sulfate de cuivre est de beaucoup supérieure aux autres.

Mesure des courants. — Au point de vue médical, nous nous bornerons aux mesureurs de l'intensité.

On mesure l'intensité par la déviation de l'aiguille aimantée du galvanomètre : on a varié à l'infini les dispositions données à ces instruments pour faciliter les opérations.

Le praticien a généralement à sa disposition un

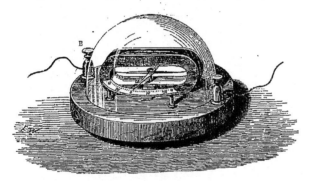

Fig. 6. — Galvanomètre.

appareil gradué par le constructeur ; il a ainsi dans les mains tout ce qui lui est nécessaire pour faire des comparaisons et établir des rapports.

Le galvanomètre ordinaire se compose d'une aiguille aimantée autour de laquelle est enroulé un fil métallique, lequel, en transmettant le courant, fait tourner l'aiguille à droite ou à gauche selon la direction du courant (fig. 6). Ce galvanomètre ne peut ainsi donner que les seules indications du pas-

sage du courant et du sens dans lequel il chemine.
Pour mesurer l'intensité il faut se servir de galva-
nomètres spéciaux, et celui construit par Gaiffe est
le plus commode.

Il se compose (fig. 7) : d'un cadre multiplicateur
M, d'une aiguille métallique courte cachée dans le

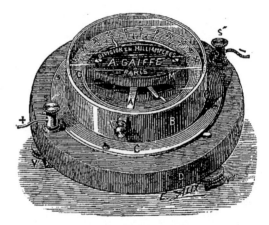

Fig. 7.

cadre, dont on voit seulement l'index en I; d'une
échelle graduée G; d'une boîte-enveloppe B tournant dans sa base C; d'un ressort de suspension A
commandé par la vis V; de deux serre-fils S, S';
enfin d'une base en bois D, portée sur les vis calan-
tes V', V'.

Le fil de ce galvanomètre est roulé dans des rai-
nures du cadre, disposées *ad hoc*, et forme, au-dessous et au-dessus de l'aiguille et dans deux plans

parallèles à son plan d'oscillation, deux figures qui rappellent chacune deux caustiques de réflexion se regardant par leur concavité et ayant leurs cornes voisines de l'axe de rotation de l'aiguille (fig. 8).

L'équilibre avec l'action directrice de la terre est obtenu, pour des courants croissant dans une progression arithmétique, en des points équidistants de l'échelle, parce que, en raison de la courbure du

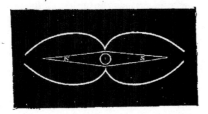

Fig. 8.

fil, l'axe magnétique de l'aiguille, quelle que soit sa direction, est coupé à peu près constamment sous le même angle par la partie du cadre qui l'avoisine, et parce que la proximité du fil et de l'aiguille augmente en même temps que l'action du couple terrestre sur cette dernière.

La proportionnalité n'existe pas pour les 90 degrés de l'échelle, mais elle s'étend jusque vers le soixante-dixième de chaque côté du méridien, ce qui est suffisant pour répondre à tous les besoins.

Un autre appareil pour mesurer l'intensité est le *voltamètre*. Il offre ce précieux avantage que toujours ses indications (quantités d'hydrogène et

d'oxygène mises en liberté) sont rigoureusement
proportionnelles à l'intensité du courant. En outre
les qualités d'oxygène et d'hydrogène mises en
liberté sont entre elles dans le rapport des équiva-
lents chimiques. C'est là un lien solide que Faraday
a créé entre la chimie et la science électrique.

Des unités absolues de mesure électrique. — Jusqu'à
ces dernières années les grandeurs électriques,
quantité, force électro-motrice, capacité, intensité et
résistance, étaient évaluées par les divers expérimen-
tateurs en unités différentes n'ayant aucun lien entre
elles. Il en résultait que les valeurs numériques de
ces quantités dépendaient forcément des instruments particuliers employés à les mesurer; l'é-
change des idées et des découvertes scientifiques
rencontrait les mêmes difficultés que les transac-
tions commerciales en l'absence d'un système uniforme de mesures et de monnaies.

Les progrès de la théorie ont donné le moyen de
construire un système d'unités électriques permettant d'exprimer les lois de tous les phénomènes
avec les unités fondamentales de la mécanique, le
mètre, le gramme, la seconde. Avec ce système les
grandeurs électriques sont représentées par des
formules algébriques dans lesquelles n'entrent que
les trois unités mécaniques indiquées ci-dessus.

Pour comparer entre elles ces diverses grandeurs
électriques on les rapporte à des grandeurs de même
espèce choisies elles-mêmes comme unités; ce sont
à proprement dire les véritables unités électriques.
Les noms qui ont été donnés à ces unités sont em-

pruntés aux principaux savants qui ont établi les
lois des phénomènes :

L'unité de quantité est le *coulomb* (Coulomb).

L'unité de force électro-motrice est le *volt* (Volta).

L'unité de capacité est le *farad* (Faraday).

L'unité d'intensité est l'*ampère* (Ampère).

L'unité de résistance est l'*ohm* (Ohm).

La *quantité* et la *capacité* figurent plutôt dans
l'expression des phénomènes d'électricité statique.

L'*intensité* et la *résistance* interviennent dans les
phénomènes d'électricité dynamique.

La *force électro-motrice* ou différence de *potentiel*
se retrouve dans les deux catégories.

Pour les courants galvaniques, qui représentent
la manifestation électrique la plus fréquente dans
les applications médicales, on peut se figurer, par
l'analogie avec un courant d'eau circulant dans
un conduit, les grandeurs qui entrent dans les
formes :

La force *électro-motrice* correspond à la pression
qui détermine l'écoulement de l'eau.

La *résistance électrique* a son analogue dans la résistance offerte par la conduite.

L'*intensité* représente le débit du fluide.

Lorsque les unités sont trop grandes ou trop petites par rapport aux quantités mesurées, on les fait
précéder de préfixes : *mega* (un million) ou *micro*
(un millionème).

Mégohm...................... 1,000,000 ohm.

Microfarad...................... $\dfrac{1}{1,000,000}$ farad.

La résistance d'un *ohm* est égale à celle d'une colonne de mercure de 1 millimètre carré de section et d'environ 105 centimètres de longueur.

La force électro-motrice d'un *volt* est à peu près celle d'un élément Daniell.

Un courant a une intensité d'un *ampère* lorsqu'il traverse un circuit d'un *ohm* de résistance avec une force électro-motrice d'un *volt*.

Il est incontestable que l'uniformité dans les mesures constitue un progrès réel; mais nous avouons néanmoins que ces notions seront très longues à pénétrer dans le langage médical, et que, dans tous les cas, elles seront d'une difficulté sérieuse pour la plupart des praticiens. Aussi nous emploierons encore, selon les cas, les anciennes dénominations.

DES DIFFÉRENTES PILES

Les piles le plus généralement employées en médecine se présentent sous des formes bien différentes, mais elles ne sont, en somme, que des modifications des types initiaux, modifications destinées à obtenir des conditions de constance, de solidité et de commodité que ne possédaient point les premiers appareils. Ces piles se rangent naturellement en plusieurs catégories suivant les agents chimiques qui entrent dans leur composition. C'est l'ordre que nous suivrons dans leur description.

Piles aux sels de mercure.

ÉLÉMENT DE MARIÉ-DAVY. — Les éléments de Marié-Davy aux sels de mercure sont, l'un au bisulfate de mercure, l'autre au protosulfate. Ces deux éléments renferment chacun une lame de zinc et un morceau de charbon. L'avantage qu'ils présentent, c'est que pendant l'action de la pile, le zinc, se trouvant en présence du mercure libre, s'amalgame de lui-même et constamment. Les produits de la décomposition du sulfate de mercure sont de l'acide sulfurique, de l'oxygène, dont s'empare l'hydrogène naissant, du mercure métallique et un oxyde de mercure qu'on trouve au fond du vase poreux.

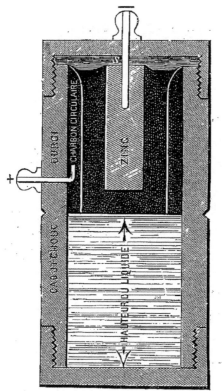

Le bisulfate de mercure est plus soluble que le protosulfate, et comme il renferme en même. temps plus d'acide sulfurique, l'élément au bisulfate est bien plus intense et offre, à un moment donné, une plus grande quantité d'é-

Fig. 9. — Pile hermétique de Trouvé.

lectricité que l'élément au protosulfate.

Aussi cet élément est-il employé en médecine, surtout pour les appareils induits.

PILE HERMÉTIQUE DE TROUVÉ. — Cette pile est formée (fig. 9) d'un couple zinc et charbon renfermé dans un étui de caoutchouc durci fermant hermétiquement. Le zinc et le charbon n'occupent que la moitié de l'étui, l'autre moitié est occupée par le liquide excitateur (eau et bisulfate de mercure).

Tant que l'étui conserve sa position ordinaire, le sommet en haut, le fond en bas, l'élément ne plonge pas dans le liquide : il n'y a pas production d'électricité. Mais, dès que l'étui est renversé, le couple charbon et zinc plonge dans le liquide, et il y a aussitôt dégagement d'électricité qui se continue jusqu'à épuisement complet du liquide excitateur.

PILE FAUCHER. — Cette pile se compose essentiellement d'un vase de porceläine émaillée, de forme rectangulaire : il est divisé intérieurement en deux

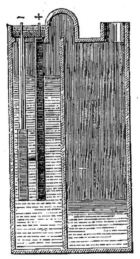

Fig. 10. — Pile de Faucher.

compartiments égaux par une cloison verticale présentant une échancrure à sa partie supérieure (fig. 10). Le liquide excitateur occupe un des compartiments, et la pile proprement dite, c'est-à-dire le couple zinc et charbon, occupe l'autre compartiment. En inclinant le vase dans le sens du couple, le liquide excitateur pénètre dans le second compartiment et, par son contact avec ce couple, donne lieu à une production d'électricité. Si l'on veut empêcher la production de l'électricité, on n'a qu'à incliner le vase en sens inverse et le liquide revient dans le premier compartiment : toute action chimique est alors suspendue. Grâce à cette ingénieuse disposition, la pile peut être chargée longtemps d'avance, et, de plus, le liquide n'étant en contact avec le zinc que pendant la durée du passage du courant, il ne s'épuise que lentement et l'on peut faire un long usage de la pile sans avoir à la renouveler.

Ajoutons à tous ces avantages qu'elle est d'un transport facile grâce à son petit volume, et qu'elle peut être appliquée à tous les appareils d'induction. On l'a également employée pour des appareils à courants continus, mais elle a trop d'action chimique pour cet usage.

Nous avions, il y a quelques années, employé pour des appareils à courant continu la pile de protosulfate de mercure, en séparant le charbon et le cylindre de zinc par de la sciure de bois mouillée d'eau contenant 2 à 3 pour 100 de sulfate de zinc; depuis nous avons complètement renoncé à cet appareil.

MM. Rhumkorff et Morin ont également construit des appareils à courants continus avec les piles au sulfate de mercure; mais ces piles ont une action chimique trop considérable pour pouvoir être employées dans les applications des courants continus, si ce n'est pour les opérations électrolytiques.

Piles au chlorure d'argent.

La pile au chlorure d'argent a été imaginée par
M. E. Becquerel et par M Marié-Davy ; elle a été per-
fectionnée par M. Warren de la Rue. Le modèle

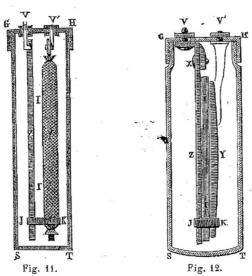

Fig. 11.   Fig. 12.

Pile au chlorure d'argent de Gaiffe.

construit par M. Gaiffe se compose d'une lame de
zinc Z (fig. 11 et 12) et d'une lame de chlorure d'argent fondu Y enveloppée de toile, contenues dans
un flacon GHST en caoutchouc durci, qui se ferme
hermétiquement à l'aide du bouchon à vis GH. Des
crampons V, V, sur lesquels s'accrochent les lames
Z, Y, portent les courants à l'extérieur du flacon.

Un coussin formé de six ou huit feuilles de papier buvard, destiné à contenir dans ses pores le liquide excitateur, remplit l'espace I et maintient les lames à un écartement convenable. Un lien JK en caoutchouc serre les lames et le coussin de papier. Le liquide excitateur est de l'eau distillée contenant environ 3 pour 100 de chlorure de sodium.

Pour recharger la pile, il faut dévisser le couvercle de chaque couple, enlever le lien JK, desserrer un peu la vis X qui attache le zinc, retirer celui-ci ainsi que le coussin de papier I, remplir la cuvette V de chlorure d'argent pur en poudre, après avoir préalablement enlevé le résidu du chlorure usé, remettre un coussin de papier neuf et un zinc également neuf et bien amalgamé, resserrer la vis X, replacer le lien de caoutchouc, tremper les lames dans le liquide excitateur pour imbiber le papier et le chlorure d'argent, enfin revisser le couvercle en le serrant légèrement.

Piles au chlorhydrate d'ammoniaque.

PILE DE LECLANCHÉ. — Cette pile se compose d'un vase extérieur en verre (fig. 13), d'un bâton ou d'une lame de zinc, d'un prisme de charbon entouré d'un mélange de peroxyde de manganèse et de coke concassé. Ce mélange est enfermé dans un vase poreux.

La pile se charge en versant dans le vase intérieur une solution concentrée de chlorhydrate d'ammoniaque, jusqu'aux deux tiers de sa hauteur environ. En mettant dans le vase un excès de sel, il entre en dissolution au fur et à mesure de l'usure.

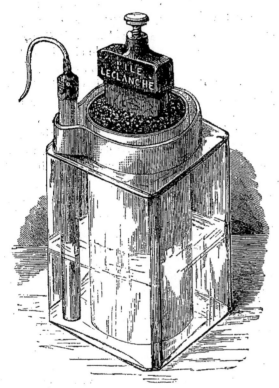

Fig. 13. — Pile Leclanché.

Au moment où l'on ferme le circuit, on obtient les réactions suivantes : l'eau et la solution de chlorure d'ammoniaque se décomposent, le chlore se com-

bine avec le zinc, l'hydrogène est absorbé par l'oxygène du peroxyde de manganèse, et l'ammoniaque
est mise en liberté. Celle-ci est d'abord saturée
par l'eau ; mais, dès que l'eau en est saturée, l'ammoniaque s'échappe dans l'atmosphère.

Cette pile n'use que lorsque le circuit est fermé.
Quels que soient le nombre et la durée des expériences, elle fournira un travail dont la durée to-
tale sera de 120 à 130 heures, sans avoir besoin
d'être rechargée.

Cette pile se polarise facilement, mais ce n'est
pas seulement cet inconvénient qui nous l'a fait
rejeter pour les appareils à courants continus, c'est
principalement l'intensité de son courant, car les
piles de ce genre, même à petite surface, ont une
action chimique encore trop considérable.

PILE AU CHLORHYDRATE D'AMMONIAQUE ET AU SES-
QUIOXYDE DE FER DE CLAMOND ET GAIFFE (fig. 14). —
Ce couple se compose d'un prisme ou d'un agglo-
mérat de charbon et d'un bâton ou lame de zinc
amalgamé. Pour le charger on dépose dans les pores
du charbon du sesquioxyde de fer, et on remplit
aux deux tiers, d'une solution concentrée de chlorhydrate d'ammoniaque, le vase qui contient les
éléments du couple.

Ce couple, dont la théorie est la même que celle
du couple Leclanché, ne diffère de ce dernier que
par la substitution du sesquioxyde de fer au peroxyde de manganèse.

Ce nouveau dépolarisateur ne s'épuise pas ; il a
la propriété de reprendre à l'air, pendant les temps

de repos, l'oxygène qu'il a abandonné pendant la marche de la pile.

Par suite, l'entretien de la pile se réduit à rem-

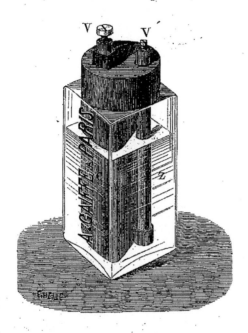

Fig. 14. — C, prisme de charbon poreux ; — Z, bâton de zinc amalgamé ; — V, V', vis de pression qui servent à établir les communications des couples entre eux.

placer de loin en loin la solution de chlorhydrate d'ammoniaque et de zinc.

Le couple au sesquioxyde de fer ne s'use pas lorsque son circuit est ouvert.

ÉLECTROTHÉRAPIE, 3º édit.   2

L'action chimique du courant est extrêmement faible et sa constance est très grande. Dans les applications médicales, une batterie portative peut four-

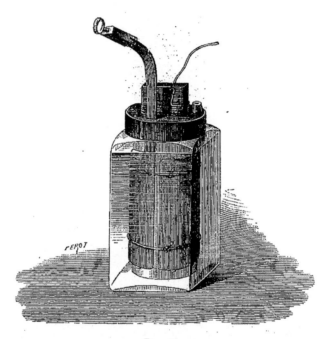

Fig. 15.

nir 2 ou 3 heures, et une batterie de couples moyens peut fournir 8 à 10 heures de travail journalier, sans qu'il y ait polarisation et affaiblissement du courant.

Pile au chlorure de chaux de Niaudet.

M. Niaudet a imaginé une pile qui est avantageuse surtout par la modicité des prix de revient des substances employées. La pile se compose fig. 15) d'un morceau de chaux qui plonge dans une solution de chlorure de chaux, et d'un morceau de zinc qui plonge dans une solution de chlorure de sodium.

Le chlorure de chaux du commerce est un mélange de chaux, d'hypochlorite de chaux et de chlorure de calcium.

L'acide hypochloreux de l'hypochlorite est composé d'oxygène et de chlorure qui peuvent se combiner avec l'hydrogène et forment ainsi de l'eau et de l'acide chlorhydrique.

C'est ce dernier acide ainsi mis en liberté qui s'unit à la chaux et forme du chlorure de calcium.

Tous les corps qui prennent naissance étant solubles, le liquide garde sa limpidité, mais il faut avoir soin de bien boucher le vase, à cause de l'odeur désagréable du chlorure de chaux.

Piles au sulfate de cuivre.

ÉLÉMENT DE DANIELL (fig. 16). — La pile de Daniell est formée par deux métaux et deux liquides différents. Les deux métaux sont, d'une part, le zinc et le cuivre, et les deux liquides sont l'eau acidulée par l'acide sulfurique et une solution de sulfate de cuivre. Il n'y a pas, *théoriquement*, d'action chimi-

que tant que le circuit est ouvert, mais dès qu'il
est fermé, le zinc est attaqué par l'acide, et il se
forme du sulfate de zinc; l'hydrogène de l'eau décomposée arrive dans la solution de sulfate de cuivre, s'empare de l'oxygène de l'oxyde de cuivre, et

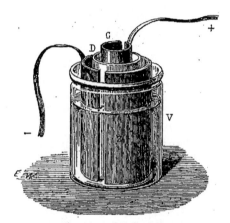

Fig. 16. — Pile Daniell.

le cuivre se dépose sous forme pulvérulente sur la
lame de cuivre.

Pour obtenir une action constante, on fait plonger dans le vase poreux où se trouvent le cuivre et
la solution de sulfate de cuivre des cristaux de ce sel,
destinés à saturer la solution à mesure qu'elle se
décompose sous l'influence de l'action chimique.

ÉLÉMENT DE SIEMENS ET HALSKEL (élément de Remak). — L'élément de Remak (fig. 17) n'est autre
que la pile de Daniell modifiée. On emploie abso-

lument les mêmes métaux et les mêmes liquides
seulement le disposition du vase poreux est modifiée, car au lieu de former un cylindre, la terre poreuse est placée horizontalement et forme une sorte
de couvercle au-dessus du cuivre. Les résistances
dans l'élément sont, de plus, augmentées par l'in-

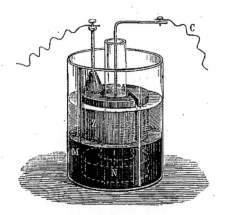

Fig. 17. — Élément Remak.

terposition d'une masse de papier mâché entre le
cuivre et le zinc. Les inconvénients de cette pile
sont son poids et surtout la difficulté de la nettoyer,
car il est difficile d'enlever la lame de terre poreuse
et la masse de papier mâché sans abîmer la pile.

ÉLÉMENTS DE CALLAUD ET DE TROUVÉ (fig. 18). — Ce
n'est encore qu'une modification de la pile de Daniell ; car elle n'en diffère que par l'absence de vase
poreux. Cet élément se compose d'un vase exté-

2.

rieur en verre, d'un fil ou lame de cuivre qui descend au fond du vase, d'un cylindre en zinc, qui
tapisse le tiers supérieur du vase.

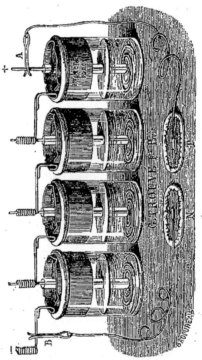

Fig. 18. — Élément Callaud-Trouvé.

La pile se charge en plaçant des cristaux de sulfate de cuivre dans le fond du vase, en versant par
dessus de l'eau ordinaire, jusqu'à ce qu'une partie

de la lame de zinc soit baignée par le liquide.
Au bout de quelques heures la pile est en action.
La densité de la solution cuprique la maintient au
fond du vase en contact avec le cuivre, et l'empêche
de se mêler aux couches supérieures du liquide,
dans lesquelles plonge la lame de zinc. La figure
montre quatre éléments Callaud rangés en tension.
Cette pile a l'inconvénient de ne pouvoir être trans-
portée.

ÉLÉMENT ONIMUS. — C'est également une pile Da-

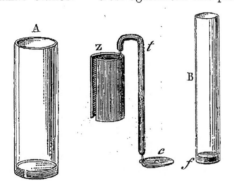

Fig. 19.   Fig. 20.   Fig. 21.
Élément Onimus.

niell que nous avons modifiée spécialement pour
les usages médicaux. Elle se compose d'un vase
extérieur en verre A (fig. 19) renfermant un petit
cylindre de zinc Z et une tige de cuivre terminée
par une plaque de cuivre c (fig. 20). De plus, dans
le milieu du vase et entouré par le zinc, plonge un
tube en verre B ouvert par ses deux bouts, mais

dont l'ouverture inférieure est fermée par une substance poreuse *f* (fig. 21). Nous avons choisi à des-
sein, comme substance poreuse, la bourre de fusil,
calibre 24, afin qu'il fût facile à tout le monde de la
remplacer lorsqu'il en serait besoin. C'est dans ce

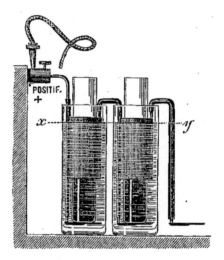

Fig. 22.

tube en verre B que l'on met les cristaux de sulfate
de cuivre, qui en remplissent environ la moitié, et
la pile est alors représentée par la disposition de
la figure 22.

Pour faire marcher la pile, il suffit de verser de
l'eau ordinaire dans le vase extérieur et dans le
tube où se trouvent les cristaux, de manière que le

niveau de l'eau atteigne à peu près le bord supérieur du zinc, comme cela est représenté figure 22, où la ligne xy indique la hauteur que doit atteindre le niveau de l'eau. Deux pipettes pleines d'eau suffisent en général pour chaque élément. Le courant est établi d'une façon constante au bout de quelques heures, et la pile marche alors régulièrement pendant plusieurs mois. A de rares intervalles, il suffit d'ajouter quelques gouttes d'eau et d'examiner les tubes pour voir s'ils contiennent encore des cristaux de sulfate de cuivre, et en remettre quelques-uns dans les tubes où ils ont disparu.

Piles sèches.

Dans le but de transformer les piles humides en piles sèches, nous avons employé le procédé très simple de gâcher du plâtre avec les sels ou les liquides excitateurs, d'y plonger les diverses parties pendant que la masse est liquide, et de laisser peu à peu toute la masse se solidifier. Les seules piles où ce procédé soit avantageux sont évidemment celles qui ne fonctionnent que lorsque le circuit est fermé, et encore parmi celles-ci la pile au chlorhydrate d'ammoniaque et celle au chlorure de zinc sont pour ainsi dire les seules qui présentent des avantages réels. Pour étudier les inconvénients et les avantages qui résultent de cette modification, nous avons composé le fonctionnement avec celui d'une pile Leclanché ordinaire. Voici le résumé des expériences principales.

Lorsque la résistance extérieure est nulle, au bout de cent heures, la force électro-motrice de notre pile existe encore, quoique très affaiblie, mais sa valeur est quadruple de celle de l'élément Leclanché. Pendant un travail de 400 heures environ, les deux éléments montrent une décroissance parallèle de la force électro-motrice, mais la résistance intérieure qui est restée sensiblement constante pour l'élément Leclanché (10 h.) a augmenté du simple au double (de 2 ohms, 7 à 6 ohms pour notre élément).

Lorsqu'on rompt le circuit sur lequel les éléments ont été épuisés, leur force électro-motrice se relève, et la résistance intérieure diminue pour l'élément solidifié et reste stationnaire pour l'élément Leclanché. Mais celui-ci a été le plus éprouvé, car il suffit de fermer de nouveau pendant une minute environ sur un circuit de 1/2 ohm de résistance pour que sa force électro-motrice tombe à la moitié de celle que garde notre élément expérimenté dans les mêmes conditions.

Au lieu d'employer uniquement du plâtre, nous y avons mélangé du peroxyde de manganèse, ou du sesquioxyde de fer. Dans ces conditions, la force électro-motrice est un peu plus grande, mais surtout avec le sesquioxyde de fer, la reprise de la force électro-motrice à l'ouverture du circuit est très énergique.

Nous avons également mélangé avec le plâtre des substances pouvant s'imbiber, telles que des morceaux d'éponge, des liquides excitateurs ; mais cette précaution est inutile, car pendant plusieurs mois,

dans un appartement chauffé, il a été inutile d'a-
jouter de l'eau à la masse formée par du plâtre solidifié. Lorsque la pile est complètement épuisée, il
suffit de l'imbiber avec une solution du sel excitateur, pour qu'elle fonctionne de nouveau.

Les avantages des piles sèches sont très sérieux,
mais nous devons reconnaître que leurs inconvénients sont très nombreux, car leurs poids et leur
volume sont considérables, et quand on les recharge,
leur fonctionnement laisse quelquefois à désirer.

APPAREILS A COURANTS CONTINUS

Toutes les piles que nous venons de décrire ont servi à former des appareils à courants continus, et en dehors de la nature de la pile, la disposition

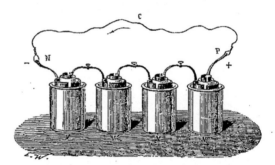

Fig. 23.

de ces appareils est, en général, à peu près la même, c'est-à-dire que d'un côté il y a l'agencement des éléments et de l'autre le moyen de graduation.

Ces appareils se divisent naturellement en appareils fixes et en appareils portatifs.

Le type des appareils fixes, ou de cabinet, est une caisse renfermant les éléments reliés entre eux (fig. 23), et communiquant avec un collecteur indépendant.

Les éléments sont tous groupés sur une même surface plane, ou bien quelquefois superposés les uns au-dessus des autres, dans une sorte d'armoire. Cette dernière disposition est la moins commode, car il est plus difficile d'examiner chaque élément, et de bien vérifier les communications des piles d'un étage inférieur avec celles de l'étage supérieur. Dans tout ce qui est appareil électrique, la simplicité est la première des conditions, et il faut absolument sacrifier ce qui est élégant à ce qui est commode et solide.

La meilleure installation est de placer dans une case spéciale chaque élément. Ces cases sont faites avec des tiges de bois ordinaire et mince, et isolant chaque élément. On fait ainsi une série de rangées (fig. 24 et 25) et on laisse le tout à découvert, ou si l'on préfère masquer la batterie, on peut recouvrir le tout d'une planche qui prend toute la longueur de l'appareil. Au moyen de fils de cuivre assez gros et recouverts de gutta-percha, on dirige le courant vers un collecteur que l'on peut placer, plus ou moins loin de la boîte qui renferme les éléments, soit sur cette boîte elle-même, soit isolément en un endroit quelconque.

Collecteur.

Le collecteur le plus pratique se compose d'une plaque en bois ou en caoutchouc durci, que l'on

peut fixer à la muraille. Cette plaque porte des
boutons de cuivre disposés en cercle ou en demi-
cercle et communiquant chacun avec un certain

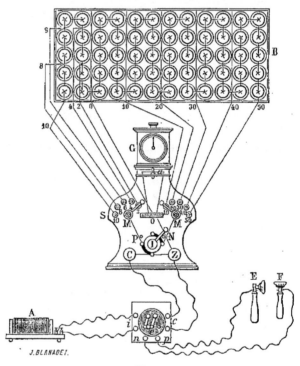

Fig. 24.

nombre d'éléments de la pile. Une manivelle métallique pivotant au centre du cercle peut se mettre en
contact successivement avec chacun des boutons,

et permet de donner passage à un courant d'une intensité plus ou moins grande, suivant le bouton avec lequel on le met en contact. On a donné à ce mode de collecteur, lequel du reste a reçu des modifications de peu d'importance, le nom de collecteur vertical. La figure ci-jointe (fig. 24) indique un de ces collecteurs; de chaque côté de la planchette se trouvent 5 boutons métalliques, à gauche ces boutons représentent les unités, et à droite les dizaines. Ainsi, d'après la disposition représentée sur la figure 24, le courant serait de $10 + 2$ éléments. On comprend qu'il est facile d'augmenter ou de diminuer à volonté la force de ce courant; qu'on peut, par exemple, l'avoir de 2, 4, 6, 22, 24, etc., éléments. Lorsque l'on veut mettre l'appareil au repos, on amène les deux manettes au point O.

Ce collecteur est celui qu'employait Remak, c'est également celui dont nous nous sommes toujours servi, et depuis bien des années nous n'avons eu que les éléments à changer. Nous avons ajouté à ce collecteur, comme l'indique la figure 24, une seconde planchette sur laquelle existent une série de boutons métalliques et un renverseur du courant. Aux deux boutons C sont attachés les fils du courant continu; aux boutons I ceux de l'appareil induit A, et nous pouvons ainsi, sans changer de conducteurs ni de tampons, avoir à volonté, soit les courants de l'appareil à courant continu, soit ceux de l'appareil induit.

La plupart des fabricants construisent ce collecteur comme celui qui est représenté dans la fig. 25, et qui sort des ateliers de M. Trouvé. Sa modification consiste dans l'arrangement des boutons, de

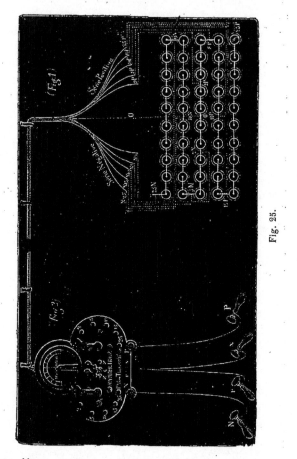

manière que l'on puisse à volonté se servir de la

première moitié des éléments ou de la dernière moitié, ce qui ménage l'usure des premiers éléments.

C'est également pour pouvoir employer successivement tous les éléments que M. Gaiffe a construit le collecteur double.

La figure 26 représente un collecteur de 48 cou-

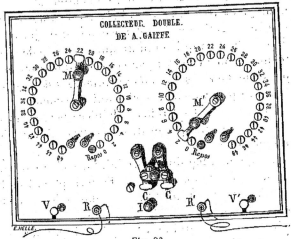

Fig. 26.

ples qui prend les couples deux par deux.

Il consiste essentiellement en deux rangées circulaires de boutons numérotés sur lesquels se promènent deux manettes M, M'.

Les deux boutons portant les mêmes chiffres sur les deux cadrans sont reliés métalliquement entre eux ; c'est-à-dire que le bouton n° 0 du cadran de gauche est relié par un fil métallique au bouton

n° 0 du cadran de droite ; le bouton n° 2 gauche est
relié de la même manière au bouton n° 2 droite, et
ainsi de suite jusqu'aux derniers.

Les boutons n° 0 communiquent avec le pôle négatif du premier couple de la batterie, les boutons
n° 2 communiquent avec le pôle positif du 2e couple
et avec le pôle négatif du 3e ; les boutons n° 4 communiquent avec le pôle positif du 4e couple et avec
le pôle négatif du 5e, et ainsi de suite jusqu'au
dernier bouton qui communique avec le pôle positif du dernier couple ; par cette combinaison, une
paire de boutons du même numéro est toujours
négative par rapport à celles qui précèdent.

La manette M est reliée à la pièce percée R ; M′
est relié à R′. Les pièces R, R′ reçoivent l'extrémité
des rhéophores.

Lorsqu'on a besoin de produire des chocs voltaïques, on ajoute au collecteur l'interrupteur I ou le
renverseur de courant CC, ou quelquefois ces deux
organes ensemble.

Il résulte de ce qui précède qu'en plaçant d'abord
les deux manettes sur les 0 et en avançant graduellement l'une des deux jusque sur le n° 48, on introduit dans le circuit tous les couples deux par
deux, sans produire d'interruption et avec une
augmentation graduelle de tension qui ne provoque pas de choc sensible ; que quelle que soit la
position des deux manettes, il ne peut se trouver
compris dans le circuit que les couples situés entre
les deux numéros sur lesquels elles sont placées,
puisque ceux qui sont en deçà de la manette qui est

sur le chiffre le plus faible et ceux qui sont au delà de l'autre manette forment deux séries de couples isolées n'ayant chacune qu'un de leurs pôles en communication avec les manettes et demeurant par conséquent inactives.

Cet isolement facultatif d'un ou de deux segments de la pile situés à ses extrémités fait que lorsqu'on a besoin d'une partie seulement des couples, on peut les prendre aussi bien au commencement qu'au milieu ou à la fin de la batterie. Si, par exemple, on emploie 12 couples pour une opération, on peut les prendre une première fois en mettant l'une des deux manettes sur le n° 0 et poussant l'autre jusque sur le n° 12; une seconde fois en mettant les deux manettes sur les n°s 12 et faisant avancer l'une d'elles jusque sur le n° 24, et ainsi de suite jusqu'au bout de la batterie pour recommencer par les premiers.

On évite ainsi d'user rapidement les premiers couples, ce qui arrive forcément avec la plupart des collecteurs, puisqu'avec ceux-ci, quel que soit le nombre des couples qu'on veut employer, il faut toujours commencer par les premiers auxquels on ajoute successivement les autres. Cet inconvénient, néanmoins, n'est pas considérable.

Le collecteur double permet aussi de renverser, sans choc et sans déplacement des excitateurs, le sens du courant à travers le patient lorsque l'application du courant alternatif est indquée. En effet, d'après ce qui est dit plus haut, la manette qui se trouve sur le chiffre le plus faible étant toujours

négative par rapport à l'autre, il suffit d'intervertir
la position de deux manettes pour que celle qui

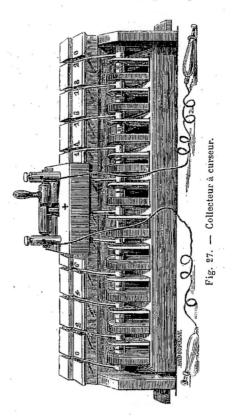

Fig. 27. — Collecteur à curseur.

était d'abord négative devienne positive, et que
l'autre de positive devienne négative.

Le collecteur double permet enfin de vérifier ra-

pidement tous les couples de la batterie et, sans
rien démonter, de reconnaître quelles sont les parties en défaut lorsqu'un accident s'est produit. Pour
cela, on ne laisse entre les deux manettes qu'un
numéro d'intervalle, et on les promène dans les
mêmes positions respectives sur toute l'étendue
des cadrans. Dans ces conditions, les manettes, ne
prenant que le courant d'un ou deux couples à la
fois, on juge facilement par la déviation du galvanomètre dans quel point l'action électrique est ra-
lentie ou supprimée.

Le collecteur horizontal, que l'on trouve dans les
appareils de Stöhrer et Kruger (de Berlin) et qui
est assez généralement employé en Allemagne et en
Amérique (fig. 27), se compose d'une planchette
rectangulaire placée horizontalement sur une table,
et sur les bords de laquelle sont situées, à intervalles
égaux, des plaques de cuivre correspondant à un
certain nombre d'éléments.

Un curseur métallique, placé sur la partie mé-
diane, est mobile entre les deux rangées de plaques
en cuivre, et se met en contact avec elles.

Si le curseur est à 0, le courant ne passe pas;
s'il est en contact avec les plaques portant le numéro 2, il donne passage au courant de 4 éléments,
2 positifs et 2 négatifs. Enfin, le courant augmente
à mesure que le curseur s'éloigne du point 0.

Interrupteur. — Au collecteur on ajoute quelquefois un appareil destiné à interrompre le courant et à le renverser, c'est-à-dire à transformer
rapidement le pôle positif en pôle négatif et le né-

3.

gatif en positif. Son application thérapeutique est

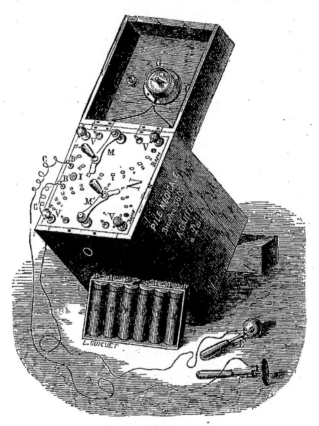

Fig. 28.

fort restreinte et on ne l'emploie que dans les cas
où l'on veut obtenir des secousses.

Appareils portatifs à courants continus.

APPAREIL PORTATIF DE GAIFFE. — En apportant de légères modifications à ses éléments au chlorure d'argent, M. Gaiffe a pu en réunir un assez grand nombre sous un volume relativement assez petit, de façon à constituer un appareil très portatif (fig. 28). Chaque série se compose d'une boîte quadrangulaire renfermant un plus ou moins grand nombre de casiers contenant chacun six couples F, F, F, F, F, F. Chaque série de couples est surmontée de colonnettes métalliques H, H, H, H, H, H, communiquant par l'intermédiaire de ressorts avec un collecteur qui recouvre la boîte.

B, B′ sont les pièces qui livrent le courant et sur lesquelles s'attachent les réophores ; M, M, deux manettes qui font communiquer B, B′, avec la série des couples que l'on veut employer ; N est une lettre gravée sur le manipulateur, qui indique le sens du courant ; la manette la plus rapprochée de N ainsi que le réophore qui lui correspond sont négatifs ; G, galvanomètre qui indique le passage du courant par la déviation de l'aiguille aimantée ; I, interrupteur qui donne les chocs voltaïques par interruption sous la pression du doigt.

Enfin, M. Gaiffe a pu réunir sous un volume encore plus petit 24 couples au chlorure d'argent contenus dans une petite boîte rectangulaire de la dimension d'un volume in-8 (fig. 29); T, tablette sous laquelle sont fixés les couples ; P, N, pôles

positif et négatif. Ces couples s'usent cependant
pendant le repos, et au bout de 4 ou 5 mois, les
éléments sont détruits, alors même qu'on ne se
serait pas servi de la pile. Cet appareil trouve sur-

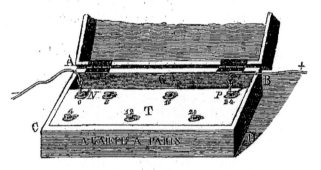

Fig. 29.

tout son emploi dans les applications d'assez longue durée.

BATTERIE PORTATIVE AU SESQUIOXYDE DE FER. — Cette
batterie, construite par M. Gaiffe, ne diffère de
celle au chlorure d'argent que par la nature des
couples qui la composent.

Elle possède comme elle un galvanomètre d'intensité et un collecteur double.

Elle est seulement un peu moins portative et
demande plus de soin dans le transport, attendu
qu'elle contient du liquide; en revanche, elle est
beaucoup plus économique.

Elle est composée de 12 à 60 couples.

APPAREIL AU BISULFATE DE MERCURE, DE MORIN. —

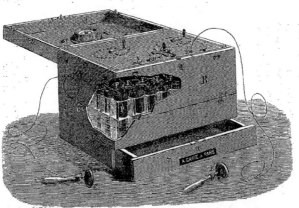

HELLE

Fig. 30. — B, partie de la boite contenant les couples, et fermée sur sa face supérieure par la tablette du collecteur (voir la description de celui-ci); — G, galvanomètre ; — P, couples de la pile; — F,F, fils qui relient les couples au collecteur; tiroirs aux excitateurs; — C,C, crochets qui assemblent la partie inférieure et la partie supérieure de la boîte ; celles-ci peuvent être séparées complètement pour examiner les couples et leur donner les soins nécessaires; — E,E, excitateurs.

Dans cette pile (fig. 30), deux métaux, zinc et charbon, sont suspendus par séries à une planche formant le couvercle d'une boîte. Au fond de cette
boîte et au-dessous de chaque couple sont disposés
des vases renfermant une solution de bisulfate de

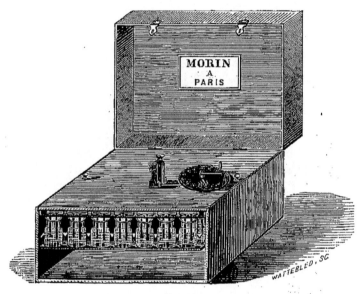

Fig. 31.

mercure. On fait marcher l'appareil au moyen
d'une manivelle qui soulève les vases et met le
liquide en rapport avec les couples. Lorsque l'on
ne veut plus se servir de l'appareil, la même manivelle permet de replacer les vases au fond de la
boîte, et les couples, se trouvant ainsi suspendus,

ne sont plus en contact avec le liquide excitateur, et peuvent rester ainsi indéfiniment sans éprouver aucune altération. C'est un appareil de ce genre que M. Ruhmkorff a construit pour Duchenne (de Boulogne). Mais ces appareils ne doivent pas être employés pour les courants continus, car la pile au bisulfate et même au protosulfate de mercure a trop d'action chimique.

Les appareils des constructeurs allemands sont construits sur ce modèle et ils ont par conséquent les mêmes défauts.

Appareils avec la pile au sulfate de cuivre.

APPAREIL A PAPIER DE TROUVÉ (fig. 32). — Cet appareil est formé de 40 éléments au sulfate de cuivre, réunis dans une boîte carrée portative.

Chaque élément est constitué de la manière suivante :

Entre deux disques (fig. 32, z c et z' c'), l'un de cuivre, l'autre de zinc, sont empilées des rondelles de papier buvard. La moitié inférieure de ces rondelles est préalablement saturée de sulfate de cuivre, l'autre moitié de sulfate de zinc.

Pour remplacer le sulfate de cuivre de cette batterie, on la sort de sa boîte pour la dessécher, et ensuite on la plonge à moitié dans une solution de sulfate de cuivre très concentrée à chaud, que l'on fait dans une cuvette spéciale en cuivre livrée avec l'appareil.

Il est regrettable que cet appareil, qui est très

léger et très élégant, s'épuise si rapidement, et qu'une fois épuisé il soit fastidieux à être rechargé. Ce n'est pas que le mode opératoire soit compliqué, mais la pile ne reprend que pour un

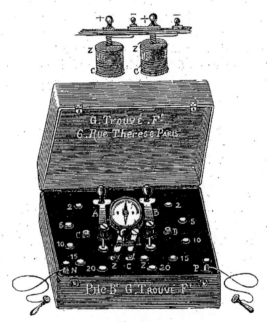

Fig. 32.

temps très court son activité première. Le fabricant peut, il est vrai, obtenir un fonctionnement meilleur, mais nous avons entendu plusieurs médecins de province se plaindre de l'inconstance et des inconvénients de cet appareil. Il a, évidemment, les inconvénients de ses avantages.

M. Trouvé fournit également un appareil à courant continu, moins portatif, mais qui est vraiment très bon marché et qui consiste en petits éléments

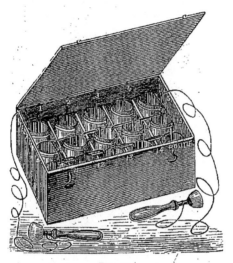

Fig. 33.

Callaud, renfermés dans une boîte en bois blanc (fig. 33).

M. Chardin, successeur de M. Morin, a également construit un appareil à courant continu, avec une pile au sulfate de cuivre; il peut fonctionner très longtemps sans qu'il soit nécessaire d'en avoir un soin quelconque (fig. 34).

Le maximum des éléments est de 20, et si l'on veut employer une force plus considérable, on superpose des boîtes l'une sur l'autre, et on établit la communication de l'une à l'autre au moyen d'un

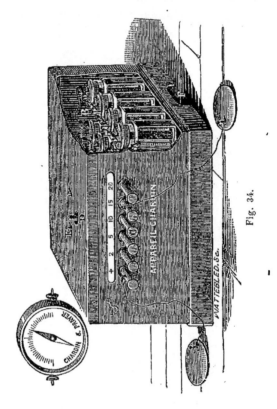

Fig. 34.

fil conducteur allant du pôle positif de l'une au pôle négatif de l'autre ou inversement.

APPAREIL ONIMUS. — Cet appareil est composé

d'un certain nombre des éléments décrits précédemment (fig. 22).

Les éléments sont disposés dans une boîte (fig. 35)
de manière à pouvoir augmenter ou diminuer le
courant par trois éléments ; lorsqu'on veut se servir
de l'appareil, on place un des fils, le fil rouge par
exemple, au point marqué — (positif), et l'autre fil
est placé successivement dans les trous 3, 6, 9, 12...
34, selon que l'on veut avoir un courant de 3, 6, 9,
12... 42 éléments. Ce dernier fil représente toujours
le pôle négatif.

Il est bon, lorsque la pile a été chargée pour la
première fois, et si on veut s'en servir dans la
même journée, de fermer le courant pendant une
heure, en faisant communiquer par un même fil la
première pile (positive) avec la dernière (négative).
Cette communication est utile si l'on ne se sert de
l'appareil que le lendemain.

Lorsqu'il s'est amassé une trop grande quantité de
cristaux blancs (sulfate de zinc) sur les éléments, il
est nécessaire de les laver après avoir enlevé les
tubes intérieurs ; et pour cela, après avoir dévissé
les deux petites traverses du milieu, on enlève soit
isolément, soit en bloc, les vases, et on les plonge
complètement dans de l'eau ordinaire. Après quelque temps d'immersion dans l'eau, les zincs se dé-
tachent mieux des petits bocaux et on lave le tout
à grande eau, puis on replace les zincs ou les cui-
vres selon leurs dispositions premières, qu'il est
facile de retrouver d'après les coudes des éléments
qui communiquent avec les différentes viroles.

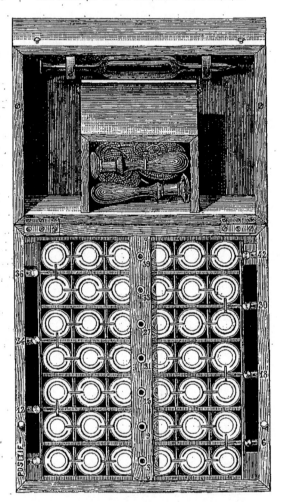

Fig. 35. — Appareils portatifs à courants continus.

Cette pile présente les avantages suivants :

Comme toutes les piles au sulfate de cuivre, elle a une grande constance et une faible action chimique, condition indispensable pour l'usage médical. Mais elle offre sur toutes les autres piles au sulfate de cuivre l'avantage important d'avoir, avec une tension égale, l'action chimique la plus faible, car la solution de sulfate de cuivre ne pénètre que peu à peu à travers la bourre, dans le vase où se trouvent le zinc et le cuivre. D'après des expériences faites au laboratoire du ministère des télégraphes, ces piles, tout en ayant la même tension que celles de Daniell, ont au bout de fort peu de jours une action chimique presque deux fois moins forte. C'est là un avantage sérieux pour un grand nombre de cas, comme nous le verrons plus loin.

L'appareil est facilement transportable grâce à son volume, et de plus, malgré le transport et les cahots, le liquide excitateur ne vient jamais se mêler avec le liquide extérieur qui entoure le zinc ; l'intensité du courant ne peut donc être modifiée, et les conditions des diverses parties de la pile restent toujours les mêmes. C'est la seule pile à eau qui soit transportable dans des conditions aussi avantageuses.

La pile est facile à entretenir, à réparer, à nettoyer ; enfin elle s'use très lentement, et offre de plus l'avantage de pouvoir rester sans la moindre altération dès qu'on ne s'en sert pas pendant quelque temps ; pour cela, il suffit d'enlever les petits tubes intérieurs qui contiennent les cristaux de sulfate

de cuivre ; aussitôt les éléments cessent de fonctionner, et cela pour deux raisons : premièrement,
parce que la source du liquide excitateur est abolie ;
en second lieu, parce que le liquide vient à baisser
de niveau et que les zincs se trouvent alors hors du
contact de l'eau.

On peut ainsi laisser l'appareil sans la moindre
usure pendant tout le temps qu'on n'en a pas besoin,
et dès qu'on veut s'en servir, il suffit de remettre
les tubes dans l'intérieur des divers vases.

Dans le couvercle de la boîte (fig. 35), on met les
tampons, et, si l'on veut, on peut encore ajouter
un galvanomètre horizontal. L'entretien de cet
appareil est des plus faciles ; voilà plus de sept
ans que nous nous en servons comme pile portative et comme appareil de cabinet. La pile de cabinet, d'un modèle plus grand, remplace avec avantage la pile de Siemens et Halske (pile Remak) ;
elle lui est supérieure comme commodité et
comme faiblesse d'action chimique. Ces appareils
sont fabriqués par MM. Brewer, à Paris, et se trouvent également chez M. Collin (Maison Char-
rière).

DU CHOIX ET DE L'EMPLOI DES APPAREILS

A COURANTS CONTINUS.

> Si Duchenne (de Boulogne) a sou-
> tenu pendant longtemps que les
> courants continus avaient des
> inconvénients, c'est parce que
> dans ses premières expériences
> il s'est servi de la pile de Bun-
> sen, c'est-à-dire d'une pile à ac-
> tion chimique très intense.

Le nombre des appareils à courants continus est
très considérable, comme on vient de le voir, et
nous n'avons même mentionné que les principaux
d'entre eux. Mais au point de vue thérapeutique, il
n'y a qu'un point important à considérer dans tous
ces appareils, c'est la nature de la source électrique,
c'est-à-dire la pile qui est employée. C'est en cela
que consiste la vraie différence, et tout le reste n'est
qu'une question de facilité de maniement, ou de
commodité d'application et de transport.

Dans les cas ordinaires, lorsqu'il ne s'agit que
d'exciter des organes périphériques, et surtout chez
des personnes robustes, toute pile peut le plus souvent être employée avec avantage. Mais, dans les
lésions centrales, et dans les traitements plus dé-

licats où l'intensité et, pour ainsi dire, la dose du courant électrique sont d'une importance capitale, dans les affections où l'on veut agir sur la nutrition intime de tissus d'autant plus susceptibles qu'ils se trouvent dans des conditions pathologiques; dans les cas, en un mot, où il faut éviter une excitation anormale, et qui sont le vrai domaine thérapeutique des courants continus, il est absolument nécessaire d'avoir comme source électrique une pile qui offre les conditions suivantes :

1° Une action chimique très faible ;

2° Une grande constance.

Nous avons déjà indiqué l'importance de la constance pour les piles médicales; quant aux inconvénients d'une action chimique trop considérable, ils sont nombreux.

La sensation de brûlure et la désorganisation de la peau ont lieu très rapidement avec une pile dont l'action chimique est forte.

De plus, les courants continus fournis par ces piles sont toujours plus ou moins irritants, et déterminent une excitation générale. Nous n'avons jamais observé ni effet calmant ni effet sédatif dans ces conditions, et cependant, malgré l'opinion généralement reçue qui attribue à tout courant électrique une action irritante, l'électricité sous forme de courants continus a souvent *une action calmante des plus puissantes*. Nous insistons d'autant plus sur ce point, que l'histoire même des applications médicales de la pile nous enseigne combien il est utile de tenir compte de la nature des éléments

dont on se sert pour les appareils médicaux. Si les
courants de la pile ont été délaissés au commencement de ce siècle, c'est justement parce que les
piles employées étaient inconstantes et d'une grande
force électrolytique ; si Duchenne (de Boulogne) a
soutenu si longtemps l'inutilité, le danger et les
effets si douloureux des courants continus, c'est
justement parce que, dans les expériences qu'il avait
faites sur le galvanisme, il s'était servi de piles de
Bunsen ; c'est cette première opinion de Duchenne
qui a toujours influé sur ses recherches ultérieures,
et dans la dernière édition de son ouvrage « De
l'électrisation localisée », on retrouve encore à chaque instant cette idée absolument erronée que les
courants continus ont le grave inconvénient de produire des brûlures et des vésications. Nous croyons
ce fait tellement important et si typique que nous
l'avons placé en tête de ce chapitre comme épi-
graphe. Il doit rester gravé dans la mémoire de tous
les médecins qui veulent se servir de courants
continus.

Le choix de la pile est donc loin d'être indifférent,
et, quant à nous, nous avouons employer à contre-
cœur toute autre pile que celle au sulfate de cuivre,
et encore faut-il que son action chimique soit réduite
au minimum ; nous l'avons déjà dit, elle est le type
de la pile médicale, et toutes les autres considérations de maniement, de transport, etc., nous paraissent insignifiantes à côté des avantages du courant électrique qu'elle fournit.

Il ne faut pas non plus se servir d'appareils pouvant être employés à différents usages. C'est absolument comme si un chirurgien voulait avoir un instrument qui serve en même temps de bistouri, d'écraseur, de ciseaux, etc.

Quelles que soient les lois physiques qu'on peut invoquer et les moyens qui permettent de régler l'intensité d'un courant, nous croyons qu'au point de vue pratique il est important d'avoir un appareil spécial pour chaque usage spécial. Pour les usages médicaux proprement dits, il faut avant tout une pile constante et à une action chimique faible, et il est toujours illogique et imprudent de se servir de n'importe quelle pile en graduant et en dosant le courant par des appareils spéciaux, tels que le rhéostat, ou le rhéostat-voltamètre.

Graduation des courants continus.

Duchenne a proposé de faire toujours passer le courant à travers un appareil dit rhéostat-voltamètre, qui consiste dans l'adjonction d'un voltamètre au rhéostat liquide ordinaire.

Cet instrument permettrait, d'après lui, de régler l'intensité du courant, « et d'utiliser les piles plus ou moins constantes, plus ou moins volumineuses en régularisant leur courant. » Avec soixante éléments quelconques, par exemple, on fait passer tout le courant à travers l'eau du rhéostat-voltamètre, et l'on mesure la quantité d'eau décomposée en une minute ; on peut alors augmenter ou diminuer l'intensité du courant en rapprochant ou en éloignant les tiges métalliques qui plongent dans l'eau.

Sans parler de ce que cette opération a de fastidieux, nous ne comprenons pas l'avantage de cette graduation, quand, avec une pile constante, on peut graduer l'intensité du courant beaucoup plus directement, en ne prenant que le nombre d'éléments voulus et dont on connaît d'avance l'intensité.

Pourquoi prendre toute espèce de pile et essayer, par une série de combinaisons, de les rendre analogues à d'autres plus simples et plus commodes ?

Pourquoi chercher des méthodes compliquées alors qu'il est plus pratique de choisir avant tout une pile constante, sans trop d'action chimique, ayant une tension suffisante, et que l'on peut faire varier à volonté, et sans danger aucun en augmentant le nombre des éléments?

Les faits sur lesquels s'appuie Duchenne plaident au contraire en faveur de notre opinon. Ils sont trop importants en pratique pour ne pas y insister; leur discussion nous permettra en même temps de mieux faire cemprendre le mode opératoire dans l'électrisation de la région cervicale.

« Une malade (veuve de médecin), dit Duchenne, atteinte depuis deux ans d'une hémiplégie du côté gauche, consécutivement à une hémorrhagie cérébrale, m'a été adressée par M. le docteur Gretscher, pour être traitée par le courant continu. Le membre inférieur gauche avait alors recouvré une grande partie de sa motilité, mais le membre supérieur présentait les troubles musculaires symptomatiques d'une sclérose secondaire fasciculée du cordon

antéro-latéral du côté ganche. Je fis passer pendant
cinq minutes un courant descendant dans la direction de la moelle, et pendant les cinq autres minutes, le pôle positif restant appliqué dans la région
cervicale, je promenais le second rhéophore sur les
nerfs propres de certains muscles moteurs du
membre supérieur, selon la méthode appelée par
Remak: galvanisation par courant labile. Cette
application fut faite avec toutes les précautions
possibles, afin d'éviter les vertiges et les accidents
qui pouvaient en être la conséquence. Le courant
galvanique était fourni par vingt et un éléments de
mon appareil Ruhmkorff-Duchenne au plus faible
degré d'immersion, et son action électrolytique
avait été graduée et mesurée à l'aide de mon rhéostat-voltamètre. Lorsque je dépassais la dose ainsi
mesurée, des vertiges apparaissaient. Les choses
étant réglées, les courants furent appliqués par
mon aide, pendant quelques séances, sans accident ; la malade assurait qu'elle éprouvait déjà une
amélioration notable ; elle avait moins de raideur
dans les mouvements d'extension des doigts et
dans l'élévation du bras sur l'épaule. Mais un jour,
par défaut d'attention de l'opérateur, la tige du
rhéostat liquide s'étant trouvée plus enfoncée que de
coutume, la puissance du courant fut doublée, et,
à l'instant, la malade éprouva un fort vertige, avec
embarras de la parole, engourdissement, pesanteur des membres supérieur et inférieur gauches,
avec fourmillements et picotement dans les doigts ;
elle fut même sur le point de s'évanouir ; sa face

était devenue rouge, en un mot, elle éprouvait tous les symptômes d'une nouvelle congestion cérébrale. Ces accidents persistèrent quelque temps, bien que le passage du courant eût été immédiatement arrêté.

« Cet accident que j'avais observé plusieurs fois avant l'emploi du voltamètre, chez des individus soumis avec les plus grandes précautions aux courants appliqués dans la région cervicale, prouve que, sous l'influence du courant, il s'est produit dans ces circonstances une congestion (dont je ne veux pas exposer ici le mécanisme), probablement sous l'influence de l'excitation des vaso-moteurs de cette région.

« Je rapporterai encore un autre exemple de syncope avec pâleur de la face. Un ataxique, à qui j'appliquais le courant continu descendant provenant de quatorze éléments de ma grande pile Trouvé-Callaud, *mais dont je n'avais pas réglé l'action* électrolytique à l'aide du rhéostat voltamètre, tomba immédiatement en syncope avec une pâleur extrême de la face. Il fut quelques minutes à en revenir, et il me dit alors que sa syncope avait été précédée d'un vertige. J'ai pu cependant soumettre ce malade à de nouveaux courants continus appliqués dans la même région, sans accident, mais après avoir réglé progressivement, à l'aide du rhéostat-voltamètre, le degré de son intensité. S'il m'arrivait de dépasser un peu cette dose, *en enfonçant la tige du rhéostat* liquide, les vertiges apparaissaient avec décoloration à la face.

4.

« A ces faits je pourrais joindre un cas de galvanisation de la corde du tympan, qui produisit,
outre une salivation très abondante et un goût métallique très prononcé, un vertige suivi de syncope. »

Enfin, comme preuve de l'excellence du rhéostat-voltamètre, Duchenne cite un cas de tropho-
névrose de la face, où, avec un courant de soixante
éléments traversant le rhéostat-voltamètre, il a pu
en diminuer et en mesurer l'intensité avec assez
de précision et de sûreté pour faire passer le courant dans la face du côté du malade pendant trente
séances, durant chacune dix minutes, et cela sans
produire de vertiges. « Pendant l'application du
courant continu, la face rougissait, la circulation
vaso-motrice y était évidemment activée (je ne
puis me prononcer encore sur les résultats obtenus
dans ce cas). Plusieurs fois il m'est arrivé, chez
cette malade, d'augmenter un peu, à l'aide de mon
graduateur liquide, le dégagement de gaz produit
par la décomposition de l'eau, et immédiatement
la face pâlissait, et l'apparition des vertiges me for-
çait de suspendre la séance.

« En résumé, les faits et les considérations que
je viens d'exposer démontrent l'utilité de la graduation et du dosage du courant continu par le
rhéostat-voltamètre dans la région cervicale et à la
face. »

Comme nous le disions, les faits invoqués par
Duchenne indiquent précisément les inconvénients
du rhéostat, car il eût été plus facile de régler l'intensité du courant en se servant du collecteur, et.

en n'employant qu'un courant faible ou moyen, et en sachant d'une façon précise le nombre d'éléments qu'on employait; on aurait ainsi évité l'accident qui s'est produit forcément, parce que, « par un défaut d'attention, la tige du rhéostat liquide s'était trouvée plus enfoncée que de coutume. » C'est là un inconvénient assez fréquent avec le rhéostat à eau, sans compter que l'eau elle-même, à cause des sels qui s'y forment par l'oxydation des tiges, n'a pas toujours la même conductibilité.

Il est donc toujours plus simple et plus avantageux de modifier l'intensité du courant en diminuant ou en augmentant le nombre des éléments, au lieu d'en faire varier l'intensité au moyen d'un rhéostat quelconque. C'est à peine si, pour l'électrisation de l'oreille, il peut être utile quelquefois d'employer ce mode de graduation.

Les faits précédents sont trop instructifs pour que nous n'en profitions pas pour montrer les inconvénients que peut présenter l'électrisation des centres nerveux et surtout de la tête, lorsqu'on n'y met pas toute la prudence nécessaire. Les vertiges et les symptômes de la congestion cérébrale sont toujours à redouter lorsque les rhéophores sont placés près de la tête, et surtout près du ganglion cervical, et que le courant a une forte intensité : c'est un principe des plus importants en électrothérapie, de ne jamais employer, surtout au début, plus de 8 à 10 éléments (1), c'est-à-dire 7 à 9

(1) Lorsque nous ne précisons pas les éléments, nous entendons toujours parler des piles dont nous nous servons, c'est-à-dire de la

volts environ, lorsqu'on porte le courant à la région
cervicale, et, d'un autre côté, il faut encore bien
se rappeler que c'est surtout au moment de l'interruption du courant, que ces symptômes apparaissent.

Aussi, il ne faut jamais enlever brusquement les
rhéophores, car cette cessation brusque entraîne
bien plus facilement des vertiges ; il faut toujours
glisser lentement le tampon sur la peau, avant de
l'enlever ; de cette façon, le rhéophore arrive sans
interruption du courant, en contact avec des parties de l'épiderme qui, étant moins mouillées,
sont moins bonnes conductrices de l'électricité, et
l'on diminue ainsi l'intensité du courant dans une
proportion assez considérable pour qu'il n'y ait
aucune sensation de l'interruption. Il peut arriver
que pendant l'électrisation du ganglion cervical, le
malade accuse du vertige, ou une sensation inso-
lite ; c'est surtout dans ces cas, qu'il faut se garder
de retirer brusquement les tampons, comme on
est naturellement tenté de le faire ; en effet, l'interruption brusque viendrait alors ajouter son action à celle qui a déjà de la tendance à se produire, et l'on occasionnerait sûrement le vertige
et la syncope. Il vaut donc mieux ne pas s'effrayer
et ne retirer le tampon que lentement, comme
nous venons de l'indiquer. Souvent même, si l'interruption brusque du courant a eu lieu par hasard
et a déterminé du vertige, on peut instantanément

pile au sulfate de cuivre telle que nous l'avons modifiée. (Voir
p. 47 et suiv.)

faire disparaître celui-ci en réélectrisant le même ganglion, très modérément et avec les précautions voulues.

En prenant ces précautions, nous pouvons affirmer qu'il n'y a *absolument* aucun danger à porter les courants continus du côté de la tête. Nous n'avons, quant à nous, jamais observé le plus petit accident, ni chez des malades sujets aux congestions cérébrales ni chez des hémiplégiques, etc., mais nous avons constamment pour règle opératoire : *qu'il faut toujours commencer par un courant faible, qu'il faut éviter les interruptions, et ne jamais céder aux malades qui demandent à éprouver des sensations plus accentuées.*

Avec ces principes, on peut hardiment porter les courants électriques continus sur le ganglion cervical, ou à travers la tête, même chez un malade atteint depuis un ou deux jours seulement d'hémorrhagie cérébrale. Mais, encore une fois, il ne faut pas vouloir forcer les choses, et sacrifier au préjugé qui veut que l'action de l'électricité soit d'autant plus efficace, que les sensations sont plus énergiques et plus vivement senties par le malade. *On ne se repentira jamais d'avoir agi avec un courant à action chimique faible et de durée courte, tandis qu'on pourra souvent regretter d'avoir agi avec un courant de grande intensité ou avec un courant de moindre intensité, mais de longue durée.*

DES COURANTS INDUITS

Faraday découvrit, en 1832, qu'un fil parcouru
par un courant électrique et approché brusquement d'un autre fil à l'état naturel développe dans
ce dernier un courant instantané d'électricité

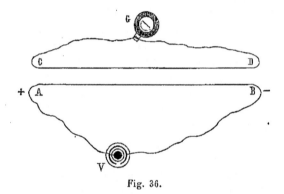

Fig. 36.

(fig. 36). Si le fil parcouru par le courant, au lieu
de s'approcher du fil naturel, s'en éloigne, le résultat est le même ; mais si les fils restent immo-
biles à côté l'un de l'autre, rien ne se produit.

Si, au lieu d'un fil parcouru par le courant, l'on

approche ou l'on éloigne d'un fil naturel un morceau de fer aimanté, on produit les mêmes effets :

A. Un aimant approché d'un circuit fermé fait
naître dans celui-ci un courant de sens contraire
à celui de l'aimant considéré comme solénoïde
(fig. 37).

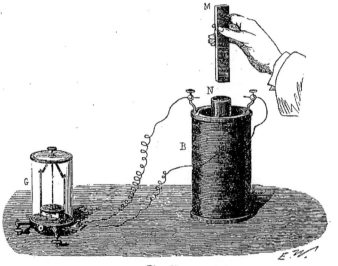

Fig. 37.

B. Un courant éloigné d'un circuit fermé voisin
fait naître dans celui-ci un courant de même sens
que celui de l'aimant considéré comme solénoïde.

Tous ces courants instantanés sont appelés *courants d'induction.*

L'action inductrice atteint son maximum quand
les deux fils sont *parallèles* (fig. 36). Les effets sont

les mêmes quand, au lieu de tendre les fils en
ligne droite, on les dispose à côté l'un de l'autre en
zigzags parallèles (fig. 38).

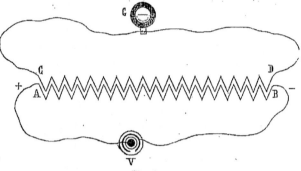

Fig. 38.

Au lieu d'approcher ou d'éloigner les fils l'un de
l'autre, on peut simplement lancer ou retenir brusquement le courant électrique, et dans ce cas le fil
naturel est encore traversé par un courant instantané d'électricité.

Voici les deux principes importants de ces expériences :

A. Un courant qui commence fait naître, dans
un circuit fermé voisin, un courant en sens contraire.

B. Un courant qui finit fait naître, dans un circuit voisin, un courant de même sens.

Pour produire un courant induit d'une énergie
considérable, au lieu d'agir sur des fils rectilignes,
on enroule un fil autour d'un cylindre en bois

(fig. 39); le fil est recouvert de soie, et les spirales sont ainsi isolées les unes des autres. Puis, au-dessus de ce premier fil, on enroule un second fil également recouvert de soie. C'est là ce qui cons-

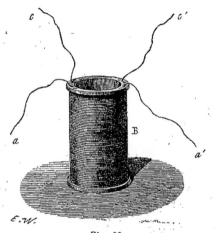

Fig. 39.

titue la bobine d'induction. Le fil dans lequel le courant sera lancé, puis interrompu, est le *fil in-ducteur*, l'autre fil dans lequel on recueillera les courants produits est le *fil induit*. Dans la figure 40, les deux bobines, la bobine inductrice A et la bobine induite B, sont isolées, et c'est cette construction qui est adoptée dans l'appareil dit à chariot.

On peut ainsi produire des courants d'induction très forts, en augmentant le nombre de tours. On a trouvé un autre moyen très ingénieux : c'est de

placer à l'intérieur de la bobine une série de tiges
de fer doux D (fig. 41). Sous l'influence du courant

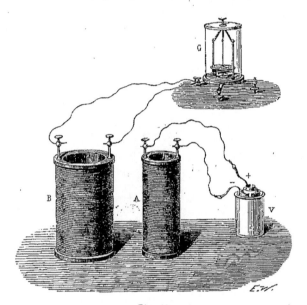

Fig. 40.

niducteur, ce fer doux va s'aimanter, et ajoutera
alors son action à celle du courant lui-même, et ce
courant induit sera considérablement augmenté.

INDUCTION D'UN COURANT SUR LUI-MÊME. — Lorsqu'un
circuit d'une longueur assez grande est traversé
par un courant voltaïque d'une certaine énergie,
on obtient également des courants induits au moment de la rupture et de la fermeture du courant.

Ces courants sont dus à l'action inductrice d'un
courant sur son propre circuit.

Le courant qui se développe à la fermeture est
de sens opposé au courant de la pile, et n'a pour
effet sensible qu'un affaiblissement momentané du
courant inducteur.

Le courant qui est induit à la rupture du courant
est dè même sens que celui qui circule dans le circuit; c'est ce courant qui peut être rendu très sen-

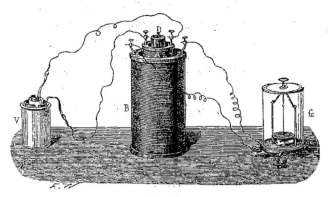

Fig. 41.

sible et qu'on emploie souvent en électrothérapie;
il a reçu le nom d'*extra-courant*.

La puissance des courants dépend de la force de
la pile et de la grosseur et de la longueur des fils.
Leur force est en raison directe de la grosseur et de
la longueur des fils ; leur tension, en raison de leur
longueur et de leur ténuité.

On emploie, pour le fil inducteur, un fil gros et

plus court que celui qui sert à déterminer les courants induits ; celui-ci est long et fin.

En résumé, le fil inducteur est parcouru par le
courant de la pile ; ce courant porte le'nom de *courant inducteur*.

Dans ce même fil, à chaque interruption du courant de la pile, il se produit un courant induit appelé *extra-courant*.

Dans le fil long et fin qui est enroulé au-dessus
du fil conducteur, il se produit des courants induits
à chaque fermeture et à chaque rupture du courant
inducteur. Les courants développés dans ce second
fil sont appelés *courants de premier ordre*.

Des courants dits *de second ordre* se développent
dans un troisième fil, et le courant induit de la
bobine devient courant inducteur par rapport à ce
dernier.

DES APPAREILS D'INDUCTION

Les appareils d'induction sont de deux sortes : les appareils électro-magnétiques (volta-électriques) et les appareils magnéto-électriques, selon que l'on induit les courants par des courants directs de la pile, ou par des aimants.

Appareils électro-magnétiques.

Ces appareils se composent : 1° d'une pile ; 2° d'une bobine en bois ou en carton sur laquelle sont enroulés les fils inducteur et induit ; 3° presque toujours d'un faisceau de fer doux placé dans la cavité de la bobine ; 4° d'un trembleur ou vibrateur ; 5° d'un graduateur qui consiste en un cylindre de cuivre creux qui recouvre la bobine et qui, placé à l'intérieur, enveloppe le fer doux de manière à le laisser plus ou moins rentré ou attiré au dehors.

Le fonctionnement de ces appareils est le suivant : le fil inducteur est en communication avec les pôles d'une pile ; ou mieux l'un des pôles de la pile, le pôle positif par exemple, est mis en rapport avec une des extrémités du fil inducteur de la bobine ;

l'autre extrémité de ce fil inducteur se termine au trembleur, qui consiste en une lame de cuivre flexible. Cette lame de cuivre est placée entre le pôle positif représenté par une des extrémités du fil inducteur et un pivot métallique auquel aboutit le pôle négatif de la pile.

On peut, à volonté, rapprocher ou éloigner, au moyen d'une vis, le trembleur de la bobine, ce qui permet d'accélérer ou de ralentir les intermittences.

Le circuit est fermé par le contact du trembleur avec le pôle négatif, c'est-à-dire avec le pivot métallique quand le circuit est fermé, le fer doux situé dans l'intérieur de la bobine s'aimante instantanément sous l'influence du courant voltaïque ; mais ce fer aimanté, attirant aussitôt à lui le trembleur, ouvre par cela même le circuit, et se désaimante au même instant. Le trembleur revient alors de lui-même en contact avec le pôle négatif, le circuit se trouve refermé, le fer doux s'aimante, attire le trembleur, qui, par ce contact, ouvre de nouveau le circuit et ainsi de suite.

Tels sont les éléments principaux des appareils électro-magnétiques, et ceux-ci ne diffèrent entre eux que par la disposition de ces différentes parties, par la longueur et la grosseur des fils, par le graduateur et la pile employée.

APPAREILS DE M. RUHMKORFF ET DE M. GAIFFE. — Ces appareils présentent entre eux beaucoup d'analogie, et ils ont l'avantage de donner sous un petit volume des courants d'induction très énergiques.

La pile de ces appareils est la pile au bisulfate de mercure. Dans l'appareil ancien de M. Ruhmkorff il y a deux éléments formant des godets cylindriques distincts. Dans celui de M. Gaiffe (fig. 42),

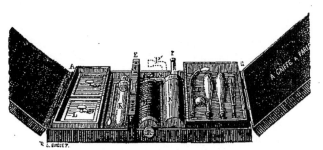

Fig. 42.

deux éléments sont réunis dans une petite auge rectangulaire L en gutta-percha (fig. 43). Le trem-

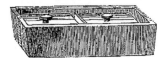

Fig. 43.

bleur est à découvert, et peut être approché ou éloigné de la bobine au moyen d'une vis. Les interruptions du courant peuvent être réglées à volonté, dans ce dernier appareil, par une bande élastique de cuivre qui ferme le courant lorsqu'on la maintient abaissée.

Un tube graduateur R pénètre entre le barreau central de fer doux et la bobine inductrice. Pour augmenter l'énergie du courant, il suffit de tirer au dehors ce petit tube métallique.

Des excitateurs de formes diverses T sont en outre joints à la boîte qui, par son peu de volume et la facilité avec laquelle on peut la mettre en fonction, présente de très grands avantages.

Ces appareils sont de fabrication assez ancienne, et nous ne saurions guère les recommander. Celui de M. Gaiffe est cependant de beaucoup plus pratique que celui de la maison Ruhmkorff, qui est très incommode et d'un maniement ennuyeux. M. Carpentier, successeur de Ruhmkorff, doit le modifier, et le rendre plus facile à employer.

Nouvel appareil de M. Gaiffe avec la pile au chlorure d'argent (fig. 44). — Cet appareil diffère du précédent par l'interrupteur et par la pile.

La boîte est séparée en deux parties. La première case renferme les deux couples de piles L, L, serrés entre la partie AO de la boîte et des ressorts qui établissent les communications. La seconde case renferme la bobine M, sur laquelle sont roulés les fils inducteur et induit Le bouton plat R est la tête du tube graduateur; en le tirant plus ou moins, on augmente ou on diminue l'intensité des courants.

A l'autre extrémité de la bobine se trouve le mécanisme interrupteur, réglé par le levier articulé P qui peut s'incliner jusqu'en P. En P, il fait vibrer le marteau trembleur et détermine par con-

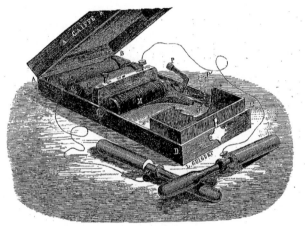

Fig. 44. — Appareil de Gaiffe.

séquent des intermittences rapides. Dans la position P', la communication est rompue; c'est celle que l'on doit donner au levier lorsqu'on ne se sert pas de l'appareil. Dans la position P', le levier sert encore à donner des intermittences espacées, lorsqu'on exerce avec le doigt, sur la tête d'ivoire, des pressions qui le mettent en communication momentanée avec la petite vis O. Sur la traverse EF viennent aboutir en 1, 2 et 3, les extrémités des fils inducteur et induit. 1 et 2 livrent l'extra-courant qui naît dans le fil inducteur; 2 et 3 livrent le courant induit; 1 et 3 donnent les deux courants réunis. La pile qui donne le courant inducteur est, avec quelques modifications, la pile au chlorure d'argent que nous avons décrite plus haut (page 21).

APPAREIL DE MORIN. — L'appareil de Morin est un appareil assez commode, qui se compose d'une pile de Bunsen modifiée et d'un mécanisme d'induction qui est mis en communication avec la pile au moyen d'une lame mobile (fig. 45 et 46). On peut à volonté recueillir l'extra-courant, ou le courant de la deuxième hélice, ou les courants réunis des deux fils. M. Chardin a modifié cet appareil en rendant la pile indépendante. Celle-ci est enfermée dans une petite boîte et est composée de deux éléments au peroxyde de plomb et à l'hydrochlorate d'ammoniaque. Ces éléments ont malheureusement l'inconvénient de se polariser rapidement.

Cette disposition a un double but:

1° D'avoir toujours son courant électrique tout prêt, sans avoir à manier ni acides ni sels;

2º De forcer les élèves ou les personnes qui se servent de ces appareils, à séparer la pile, lorsque

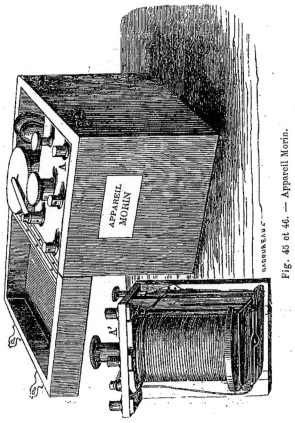

Fig. 45 et 46. — Appareil Morin.

les séances d'électrisation sont terminées. De cette façon, on n'use pas inutilement les éléments et l'appareil se trouve complètement à l'abri de tout accident.

TROUSSE ÉLECTRO-MÉDICALE DE M. TROUVÉ. — Cette

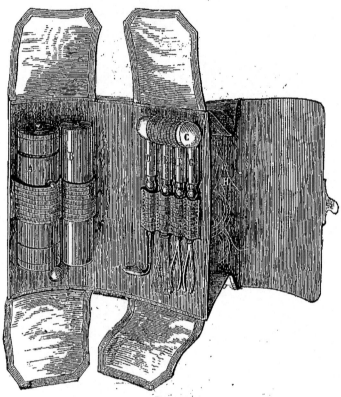

Fig. 47.

trousse (fig. 47) renferme en A la petite pile hermétique précédemment décrite; B représente les deux réophores à cylindres, emboîtés l'un dans l'autre, et renfermant dans leur cavité une petite bobine d'induction.

L'autre compartiment de la trousse contient les divers réophores usuels, l'étui renfermant du sulfate de mercure et tous les autres accessoires.

La petite bobine de cette trousse est composée de deux fils, l'un gros et court, et l'autre fin et long.

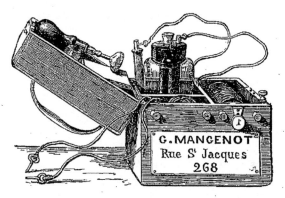

Fig. 48.

On peut donc obtenir l'extra-courant et le courant induit. De plus, on peut ne prendre qu'une partie de ces courants. La graduation de ces courants est obtenue à la manière ordinaire au moyen d'un petit tube de cuivre. Le trembleur est renfermé dans un zinc de la bobine, et, selon que l'on déplace le levier mobile, les interruptions deviennent lentes ou rapides.

Appareil de M. Mangenot. — Cet appareil (fig. 48)

a plusieurs avantages; sous un volume assez petit,
il donne des courants puissants, et il est d'une
construction solide. La pile est logée dans l'appareil, et se compose d'une petite bouteille qui renferme un cylindre creux de charbon dans lequel on
introduit, lorsqu'on veut faire marcher l'appareil,
un petit cylindre de zinc. Le liquide excitateur est
le bisulfate de mercure. Comme on n'est point
obligé de charger chaque fois la pile, on évite ainsi
les inconvénients de ces mêmes piles à auges rec-
tangulaires.

C'est dans cette même forme, que M. Mangenot
a construit des appareils induits, où la bobine induite est formée par des fils de plomb ou d'argentan, au lieu d'être formée avec des fils de cuivre.

APPAREIL A INTERRUPTIONS RÉGULIÈRES. — Pour étudier l'influence des intermittences lentes ou rapides
sur les mouvements du cœur et sur la contractilité
musculaire dans certains cas de paralysie, nous
avons fait fabriquer, par M. Trouvé, l'appareil
induit représenté par les figures 49 et 50, lequel
permet de régler à volonté le nombre des intermittences par seconde que l'on désire.

Cet appareil à chariot se compose :

1° D'une bobine inductrice indépendante des bobines induites ;

2° De deux bobines induites (ou d'un plus grand
nombre selon le besoin), s'adaptant successivement
au chariot, formées de fils de différentes grosseurs ;

3° D'un interrupteur spécial qui constitue la partie principale de l'appareil.

Cet interrupteur (fig. 49 et 50) se compose d'un
cylindre divisé en vingt parties, dont chacune con-

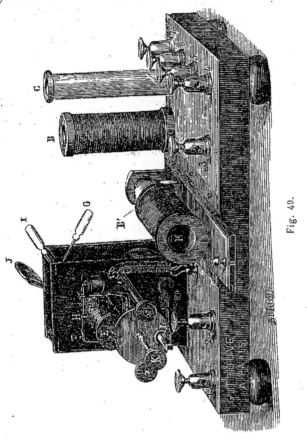

Fig. 49.

tient des touches dans la progression suivante,
c'est-à-dire de 1 à 20.

Ce cylindre, mû par un mouvement d'horlogerie muni d'un volant à résistance variable, est parcouru instantanément et à volonté par un stylet qui a pour but d'interrompre simultanément soit le courant direct d'une pile à courant continu, soit le courant d'induction, autant de fois qu'il y a de touches à la division qu'il occupe.

En donnant au cylindre une vitesse de 1, 2, 3, 4 tours, etc., par seconde, chaque touche est multipliée par ces vitesses correspondantes, c'est-à-dire qu'avec ce seul cylindre on obtient avec la plus grande précision depuis 1 interruption par seconde jusqu'à 80 ; ce qui donne, autrement dit, dans un temps donné, un nombre d'interruptions voulu.

La graduation du courant d'induction dans cet appareil s'obtient à l'aide du chariot, d'une manière plus parfaite qu'avec tout autre système, puisque l'on va d'un effet nul à un maximum en passant par tous les intermédiaires.

Les courants sont obtenus au moyen de la pile hermétique (grand modèle) que nous avons déjà décrite.

M, bobine inductrice, et C, son tube graduateur ; B, B', bobines induites, dont l'une à gros fil de 100 mètres de long et l'autre à fil fin, de 200 ; D, chariot pour graduer les courants induits ; E, cylindre avec mouvement d'horlogerie ; H, stylet interrupteur à mercure ; K, bouton pour déplacer le stylet ; J, J' (fig. 50), ailettes du volant à résistance variable ; L, remontoir du mouvement d'horlogerie ; I et G, même levier en positions diffé-

rentes ; I est pour la mise en mouvement de
l'interrupteur et G pour l'arrêt; 1 et 2, serre-fils
pour recevoir les réophores de la pile pour produire les courants d'induction ; on recueille ces der-

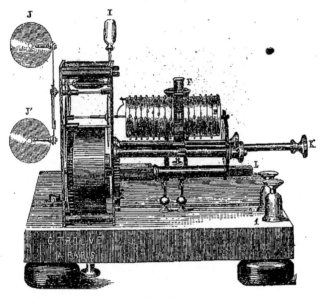

Fig. 50.

niers en plaçant les cordons des électrodes en 5 et 6
pour l'extra-courant; en 6 et 7 on recueille les courants induits; en 5 et 7, l'extra-courant et les induits réunis.

Pour obtenir que les passages successifs du courant principal ne varient pas en durée, quel qu'en

soit le nombre dans un temps donné, on a donné
la disposition suivante :

Le stylet E (fig. 51) comporte deux contacts A, B,
en platine, superposés l'un à l'autre sur une plaque
en bois. Ces contacts sont mis directement et à volonté dans le circuit au moyen d'un ressort à bou-

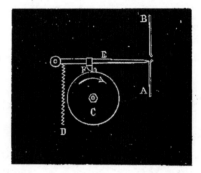

Fig. 51.

din. On conçoit dès lors que si le contact supérieur
B est dans le circuit, le passage du courant sera
établi au moment même où le stylet sera soulevé
par une touche cylindrique C pour cesser immédiatement lorsque la touche sera passée.

Or, comme, d'un côté, toutes les touches du cylindre ont la même vitesse, et que, de l'autre, le
stylet E et le ressort antagoniste D restent invaria-
bles, il en résulte que le temps du soulèvement du
stylet reste lui-même invariable, quel que soit le
nombre de soulèvements pour une révolution du
cylindre.

Il en est de même du passage du courant qui est lié au soulèvement du stylet.

Les choses se passent autrement si la communication électrique a lieu par le contact A, car le passage du courant a lieu pendant toute une révolution du cylindre, si le stylet est placé sur la première division, soit une seconde, par exemple, tandis que le stylet placé sur la division 20 du cylindre, le temps du passage des courants n'atteindra pas un vingtième de seconde.

Il résulte des deux effets que nous venons d'expliquer que pour produire des courants induits successifs, rigoureusement égaux, ce qui n'a lieu qu'avec cet appareil, il faudra établir la communication électrique avec le contact B, et avec A pour produire des courants continus intermittents.

Les deux serre-fils 1 et 2 ont été disposés à cet effet pour placer le patient et l'interrupteur dans le circuit d'une batterie à courant constant et continu. Il suffit alors de mettre l'interrupteur en mouvement pour avoir des intermittences.

Appareil Trouvé régulateur des intermittences (fig. 52). — Pour avoir les principales conditions de l'appareil ci-dessus à un prix plus modéré, et sous un volume plus portatif, M. Trouvé a modifié le trembleur de la façon suivante. Des prolongements métalliques peuvent s'ajuster à une armature montée sur pivot vertical, de façon à ralentir considérablement le nombre des oscillations.

Une lame de ressort en platine placée parallèlement à l'armature joue le rôle habituel des ressorts antagonistes des trembleurs ordinaires.

Un pivot vertical placé un peu au-dessus et à
moitié du trembleur, pouvant tourner sur lui-même
d'une demi-circonférence, porte, fixées dans la
même direction, une aiguille à son extrémité supé-

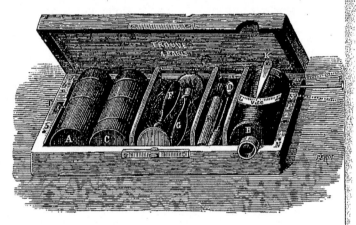

Fig. 52.

rieure parcourant un limbe gradué et une dent en
platine à moitié de sa hauteur.

On peut faire occuper à cette dent toutes les positions que l'on veut, en s'écartant de la perpendi-
culaire, soit à droite, soit à gauche, jusqu'au moment où elle est parallèle au trembleur. On comprend
aisément que plus la dent s'écartera de la perpen-
diculaire, plus le chemin parcouru par le trembleur
sera grand, et, par suite, les oscillations seront de
plus longue durée. Si donc on place l'aiguille au

point extrême de rotation, le trembleur ne fonctionne pas, puisqu'il n'y a aucun contact, la dent lui étant parallèle, et il reste dans la position normale.

Si nous plaçons l'aiguille à la première division du limbe au moment où la dent arrive à être en contact, le trembleur, muni de ses rallonges, donnera, par exemple, un battement ou une intermittence par seconde, et la deuxième division du limbe en donnera deux, la troisième trois, la dixième dix, etc., et les intermittences augmenteront jusqu'au moment où l'aiguille, et par cela même la dent, arriveront à être perpendiculaires au trembleur.

Si l'on ôte successivement la première et la deuxième rallonge, qui ont été calculées pour doubler et quadrupler exactement les nombres inscrits sur le limbe, le nombre des vibrations du trembleur sera également double ou quadruple, et l'on obtient ainsi les nombres suivants par chaque seconde de temps :

1° Trembleur muni de deux rallonges. 1, 2, 3, 4,.., 10
2°   —   — d'une seule rallonge. 2, 4, 6. 8,.., 20
3°   —   démuni des deux rallonges. 4, 8, 12, 16,.., 40

APPAREIL A INTERRUPTIONS RÉGULIÈRES DE GAIFFE. — Cet appareil d'induction, destiné surtout aux études électro-physiologiques, est muni d'un interrupteur automatique qui se règle à l'aide d'un simple levier et peut donner de 50 à 2,000 interruptions environ par minute (voir la figure 53).

Cet interrupteur est composé : 1° d'un trembleur

en forme de pendule, I, dont le centre de gravité
est amené, une fois pour toutes, au point convenable à l'aide de la sphère métallique S; 2° d'un ressort flexible de contact, R; 3° d'un électro-aimant,
E, dont les pôles épanouis laissent passage entre
eux au trembleur pendule; 4° enfin, d'un levier-
curseur, l, pivotant sur la vis V, qui agit sur le
ressort R. Il est porté par un disque d'ébonite mobile autour d'un axe horizontal, dont les mouvements commandés par un levier L sont limités par
des buttoirs. En faisant mouvoir le levier de L″ en
L′ on peut donner au trembleur-pendule toutes les
positions comprises entre la verticale et une incli-
naison de 40 à 45 degrés, et faire ainsi varier l'action de la pesanteur sur lui; la rotation du disque,
en entraînant dans sa marche le levier curseur,
dont l'extrémité l est retenue par la colonne fixe C
et dont l'autre extrémité frotte sur le ressort R, fait
encore varier la longueur libre de celui-ci et par
conséquent sa flexibilité.

A la position verticale du trembleur, c'est-à-dire
à celle dans laquelle la pesanteur a le moins d'action sur lui, lorsque le levier L est à une petite
distance de L″, correspond la plus grande flexibilité du ressort de contact, et par suite la plus
grande lenteur des interruptions. A mesure que le
trembleur s'incline, le ressort de contact se rac-
courcit, et les interruptions deviennent plus rapides.
Elles atteignent le maximum de vitesse lorsque le
levier L est en L′.

Dans une des positions extrêmes du disque

d'ébonite, en L'', toute communication électrique

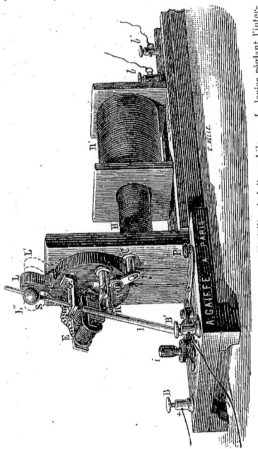

Fig. 53. — H, hélice inductrice fixe; — H', hélice induite mobile; — L, levier réglant l'interrupteur; — E, électro-aimant de l'interrupteur; — I, trembleur-pendule; — R, ressort flexible courbé en arc de cercle; — l, levier-curseur du ressort pivotant sur la vis V; — P, pédale interruptrice; — i, inverseur de courant; — BB', borne serre-fils recevant les rhéophores de la pile; — bb', bornes recevant les rhéophores des excitateurs.

est interrompue dans l'interrupteur, par l'interposition d'un isolateur en ivoire entre le trembleur et le ressort de contact, afin de permettre d'agir sur l'appareil d'induction à l'aide de la pédale interruptrice P ou d'un interrupteur indépendant.

Cet instrument est muni, comme celui qu'a fait fabriquer le Dr Tripier, d'un inverseur de courant et d'hélices induites formées de grosseurs et de longueurs différentes, qui peuvent se substituer les unes aux autres.

Du choix et de l'emploi des appareils électro-magnétiques.

Les premiers appareils induits étaient, relativement à ceux construits aujourd'hui, assez encombrants, et tous les fabricants ont aussitôt cherché à rendre leurs appareils plus légers, moins volumineux et le meilleur marché possible. Sous ce rapport Ruhmkorff et Gaiffe ont rendu un vrai service, et leur petite boîte avec les éléments au bisulfate de mercure était, il y a quelques années, ce qu'il y avait de mieux.

Depuis, on a cherché partout à améliorer le fonctionnement de la pile qui actionne l'appareil, et il faut le reconnaître, pour le médecin praticien, le chargement et les soins à donner à la pile sont constamment un sujet d'ennuis et de déboires. Avec les petites piles à auge ordinaire, on est obligé chaque fois de faire dissoudre du bisulfate de mercure, et de faire ainsi une manipulation fastidieuse; puis, après la séance, il faut verser le liquide excitateur et renettoyer son appareil. Plusieurs fabricants ont songé à obvier à ces inconvénients en employant des piles qui sont constamment char- gées, et qui ne s'usent que pendant qu'on établit le courant. C'est ainsi que, le premier, M. Gaiffe rem- plaça la pile à auge par deux éléments au chlorure d'argent (fig. 12, p. 21). Dans d'autres appareils de M. Gaiffe, mais alors plus volumineux, ainsi que dans ceux construits par M. Morin, les piles sont séparées et ont pour base le chlorhydrate d'ammo- niaque. M. Trouvé a employé sa pile hermétique au sulfate de mercure qui fonctionne seulement lorsque la pile est renversée. Enfin, la pile de M. Faucher avec la séparation à volonté du liquide excitateur et des métaux constitue également un progrès très utile.

Théoriquement ces modifications sont très bon- nes ; malheureusement en pratique elles laissent beaucoup à désirer. La pile au chlorure d'argent perd peu à peu de son énergie, alors même qu'elle n'est pas utilisée, et, d'un autre côté, toutes les piles hermétiques ont l'inconvénient de ne plus l'être à la longue ; les liquides filtrent toujours un peu, les vis s'encrassent, et d'une façon générale, il vaut mieux avoir toujours des piles ouvertes, d'où les gaz s'échappent facilement et où l'on peut voir à tout moment ce qui se passe.

Pour les appareils de cabinet ou de laboratoire, le problème est des plus simples, il suffit d'avoir une pile quelconque de Bunsen, de Leclanché, etc., que l'on fait communiquer avec l'appareil. La plus commode de ces piles est la pile Grenet, qui per-

met, selon les besoins, d'enfoncer le zinc dans le
liquide excitateur, composé soit de sel chromique,
soit mieux de bisulfate de mercure (fig. 54). La hauteur nécessitée par la tige qui soutient le zinc en
rend l'usage impossible pour les appareils portatifs ;
ainsi quelques fabricants ont tourné la difficulté

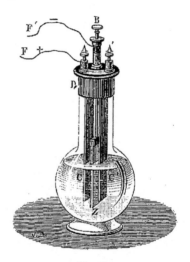

Fig. 54.

'en mettant à côté de la pile un petit compartiment
pour y loger le bâton de zinc, dès qu'on n'a plus
besoin de produire de l'électricité.

Sous ce rapport, les appareils induits de fabrication allemande sont bien compris, car les piles
sont toutes faciles à charger, à nettoyer, à surveiller. Les fabricants ont sacrifié, et ils ont eu raison,

l'élégance à la solidité. Ainsi dans l'appareil Stëhrer (fig. 55) la pile est assez grande, et la partie supérieure est recouverte d'une membrane P en caoutchouc et qui n'a pas besoin d'être ni soulevée, ni déplacée. A l'état de repos le zinc Z est placé hors de la pile dans un petit compartiment, et pour faire fonctionner la pile on l'introduit par la fente F dans le vase C où il existe une solution soit de bisulfate] de mercure, soit de sel chromique. Le

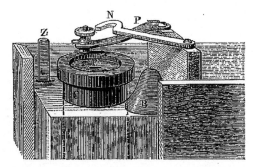

Fig. 55.

zinc est ainsi maintenu au milieu du vase, et son contact a lieu par le crochet N qui sert et de soutien et de fil conducteur pour le pôle négatif de la pile.

Enfin, quand on enlève le zinc on met sur la membrane un bouchon en caoutchouc B, en forme de cône, qui est maintenu en place, même lorsque l'appareil est couché ou retourné, car il est soutenu par le couvercle, lorsque la boîte est fermée.

Néanmoins, ces piles ont encore un inconvénient, c'est qu'au moment où on enlève le zinc du liquide

excitateur, il reste toujours une petite goutte de ce
liquide qui vient salir et peu à peu abîmer la partie
de l'appareil où il est placé.

Pour remédier à ce dernier inconvénient, et pour
rendre l'appareil plus portatif, d'autres fabricants
(en France nous citerons M. Mangenot) ont établi
le zinc horizontalement, au lieu de le laisser verti-
calement, comme dans toutes les piles ordinaires.

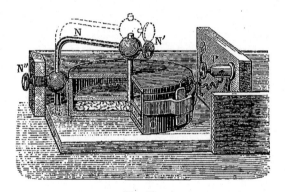

Fig. 56.

Le vase extérieur, ou au moins le fond du vase
extérieur, est fermé par le charbon du pôle positif
et le reste est en caoutchouc durci (fig. 56). Sur le
charbon, on place soit de l'amiante, soit du papier
parchemin, soit un morceau de flanelle que l'on
imbibe d'une solution d'un liquide excitateur énergique. Si la plaque de zinc est abaissée, la pile
fonctionne; si elle est relevée seulement de quelques millimètres, elle cesse de fonctionner. Pour

la maintenir relevée, il suffit de faire glisser un crochet *ad hoc* sous la tige de cuivre qui soutient la plaque de zinc ou, au moyen d'une vis N'', de maintenir cette tige à laquelle on donne une courbure appropriée aux dimensions de la boîte.

Ces modifications permettent surtout de n'avoir pas à chaque instant, dans la pratique de la ville, à manier des acides et des sels dans la chambre même du malade; mais, il faut le reconnaître, ces piles s'abîment plus rapidement, et à cause de leur volume moindre et de la petite quantité de liquide, leur fonctionnement ne peut jamais être bien régulier.

La question des contacts est également une de celles qui donnent le plus d'ennuis dans le maniement de ces appareils. Très souvent l'appareil ne fonctionne pas, ou fonctionne mal parce que les pièces métalliques ont un contact défectueux, soit que la pression n'existe plus, soit le plus souvent que l'oxydation si fréquente dans tous les appareils électriques forme une sorte de couche isolante. C'est pour cela que les pièces qui servent à transmettre l'électricité de la pile à la bobine doivent être autant que possible visibles, solides, alors même qu'elles seraient grossières. Le crochet, par exemple, des appareils de Stëhrer remplit ces conditions, et les vis dans les grands appareils de Gaiffe sont également assez pratiques.

Les pièces servant à régulariser le courant agissent, soit sur l'intensité du courant, soit sur le nombre des interruptions.

6.

Pour l'intensité des courants, le meilleur moyen
est le traîneau de Du Bois-Reymond, et c'est ce que
tous les fabricants ont employé dans les appareils
un peu soignés; dans tous les cas c'est le type des
appareils de laboratoire. Le maniement en est facile, et il est trop connu pour que nous ayons à
insister sur ce point. Les appareils ordinaires ont un
tube métallique, soit à l'intérieur, soit à l'extérieur
de la bobine, et qui sert à diminuer ou à augmenter l'intensité du courant. Selon que ce tube est
plus ou moins enfoncé dans la bobine, le courant
est plus ou moins intense; sous ce rapport tous les
appareils se ressemblent.

La diversité et la complication dans les appareils
existent au contraire pour régulariser le nombre
des interruptions, c'est-à-dire pour produire en un
temps donné un certain nombre de courants induits. Nous ne saurions assez insister sur ce point,
car pour nous il est excessivement important en
électrothérapie de pouvoir limiter le nombre des
secousses. Nous dirons même qu'à l'exception des
cas où l'on veut agir sur la peau comme excitant
cutané, et les cas peu fréquents où l'on veut téta-
niser un muscle antagoniste, il est toujours préférable de n'employer que des courants rares, c'est-à-dire
un minimum de 2 ou 3 secousses par seconde. Dans
l'atrophie musculaire, cela est d'une importance
capitale, car avec peu d'interruptions le muscle se
fatigue moins; il a pour ainsi dire le temps de se
reposer. D'un autre côté, dans l'examen de la contractilité électro-musculaire, la rareté des secousses

a le grand avantage de bien montrer ce qui appartient à tel ou tel groupe musculaire, et de plus on évite ainsi les contractions réflexes. Enfin, et cela n'est point à dédaigner, les courants électriques sont ainsi beaucoup mieux supportés, et ne déterminent pas d'excitation générale.

Lorsque par des artifices de construction on modifie l'interruption des courants induits de manière à la rendre moins brusque, ou lorsqu'on se sert des appareils magnéto-électriques où la formation et la cessation du courant ont lieu graduellement, l'excitation sur les nerfs est également moins forte et moins vive.

Ainsi, plus un courant est de courte durée, plus l'excitation qu'il produit est forte. Ce fait s'explique par cette loi d'électro-physiologie : *L'excitation d'un nerf ou d'un muscle dépend moins de la valeur absolue de tension d'un courant que de la modification de cette valeur d'un moment à l'autre.* C'est dans cette propriété qu'il faut chercher l'action si énergique des courants induits, car ceux-ci naissent et s'éteignent avec une extrême vitesse et, par conséquent, changent rapidement et brusquement l'état moléculaire du nerf et du muscle.

Par contre, dans certains cas, un courant de durée très courte n'agira plus sur les muscles ou sur les nerfs dont l'excitabilité est diminuée et ne peut être réveillée que par une excitation de longue durée : aussi dans ces cas, tandis que les courants induits ne peuvent provoquer aucune contraction, les courants continus ont encore une action des plus manifestes. Nous verrons que dans certaines affections c'est en partie à cette cause qu'il faut attribuer la différence d'action des courants induits et des courants continus.

D'un autre côté, avec les appareils ordinaires, l'excitation déterminée par les courants induits n'est jamais simple, car elle est formée par le courant

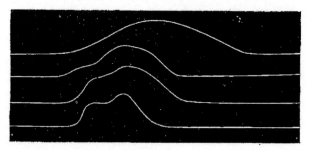

Fig. 57.

de fermeture et celui d'ouverture qui se suivent si rapidement qu'ils se confondent la plupart du temps.

Pour le courant de la première hélice ou extra-courant, le courant de fermeture est excessivement faible et il peut être négligé, mais il n'en est plus de même pour le courant de la seconde hélice. Il y a donc à ce point de vue une différence importante entre le courant de la première et celui de la seconde différence qui influe évidemment sur les actions physiologiques et thérapeutiques et dont jusqu'à présent on n'a point tenu compte.

Cette double excitation est mise hors de doute

lorsqu'on met un certain intervalle entre la fermeture et l'ouverture du courant et surtout lorsqu'on
enregistre la contraction d'un muscle frais et non
fatigué. La figure 57 ci-jointe représente la contraction produite sous l'influence d'un courant induit.
La ligne supérieure a été obtenue avec un courant
d'une rapidité moyenne. On y distingue très nettement les deux sommets déterminés par les deux
contractions successives produites l'une par le courant de fermeture et l'autre par le courant d'ouverture. La ligne inférieure représente encore plus
distinctement ces deux contractions, car le temps
entre la production des deux courants a été augmenté, ce qui donne à chaque excitateur son action
propre.

Dans les appareils ordinaires, dans ceux qui vi-
sent surtout au bon marché, les fabricants ont au
contraire cherché à augmenter le nombre des interruptions et le trembleur est disposé de telle sorte
qu'il exécute plus de 30 oscillations par seconde.
Il s'agit, dans ces cas, de montrer à l'acheteur que
'appareil est bon, et pour le public comme pour le
médecin l'appareil est bon lorsqu'il donne de fortes
secousses, et il est même d'autant meilleur que les
secousses sont plus douloureuses et plus excitantes.
Or ce sont là, pour les malades, les appareils les
plus dangereux, car ils fatiguent les muscles et le
système nerveux. Les contractions directes qu'ils
déterminent sont même assez faibles, et pour s'en
assurer le meilleur moyen est d'éloigner le trembleur et de se servir de la petite pédale ou du ressort

qui existent en général dans ces appareils et qui permettent de ne faire passer le courant qu'à chaque pression du doigt. Si en employant ce procédé le courant isolé qui pénètre dans les membres détermine une contraction énergique, l'appareil est bien construit et peut être utile : dans le cas contraire ne l'employez pas.

En augmentant ou en diminuant la longueur des bras de levier du trembleur, on parvient, cela se conçoit, à augmenter ou à ralentir le nombre des vibrations et par conséquent la production des courants. C'est ce qui existe en partie, mais d'une façon insuffisante, dans les appareils ordinaires de M. Gaiffe au chlorure d'argent, c'est ce qui est mieux établi dans les derniers appareils de M. Trouvé. Le levier du trembleur est composé de trois pièces qui peuvent s'ajuster l'une à l'autre, et selon la longueur, il y a diminution ou augmentation de vibrations. Il est vrai qu'on ne peut, même avec cette modification du trembleur, descendre à une ou deux interruptions par seconde, ce qui est utile dans bien des cas.

A l'exception de l'appareil à interruptions régulières de M. Gaiffe (fig. 53), ce n'est qu'en prenant un interrupteur extérieur que l'on peut arriver à régler plus exactement les intermittences, mais alors au lieu de se servir du courant électrique pour produire les interruptions, il faut avoir recours forcément à un mouvement d'horlogerie. Celui que nous avons fait construire chez M. Trouvé et celui de M. Gaiffe sont les plus faciles à manier et peut-être les plus exacts. On peut également se servir de ces interrupteurs automatiques pour produire des interruptions de courants constants ou continus.

On associe souvent à ces appareils un métronome pour faire des interruptions lentes et régulières. Ce moyen est certainement excellent ; nous l'emploierions même plus souvent, s'il ne demandait un peu plus de temps et s'il n'était un peu plus compliqué que notre appareil à interruptions régulières, construit par M. Trouvé. Avec le métronome les courants de fermeture et d'ouverture sont très distincts, plus qu'avec n'importe quel interrupteur.

Appareils magnéto-électriques.

Le premier appareil magnéto-électrique qui ait été construit est celui de Pixii. L'aimant permanent était mobile et l'électro-aimant, dans le circuit duquel les courants induits inverses et directs se manifestent, était fixe. Clarke modifia cet appareil et le rendit plus commode. Voici les parties principales qui le composent :

Un aimant M (fig. 58) en fer à cheval est fixe, et devant lui tourne une bobine de fil induit enroulé autour d'un morceau de fer doux N; les extrémités EE' du fer doux sont voisines des pôles de l'aimant. Dans cette position le fer doux est aimanté ; mais lorsque la double bobine est éloignée de la même distance de chacun de pôles de l'aimant, le fer doux est complètement désaimanté; cela a lieu après un quart de tour. En allant de la

première position (contact avec l'aimant) à la seconde position (éloignement égal des deux pôles),
la bobine a été traversée par
un courant induit finissant,
et cela de la même manière
que si l'aimant avait été éloigné. Lorsque la double bobine
aura fait un demi-tour, le fer
doux se sera réaimanté, et il
y aura eu production d'un
courant induit commençant
de même nature que si l'aimant avait été rapproché. Il
en sera de même pour le
demi-tour suivant, de sorte
qu'à chaque révolution complète de l'axe la bobine est
traversée par quatre courants
induits, deux finissants et
deux commençants.

Pour rendre cet appareil
plus facile à manier, Clarke
lui a donné la disposition
représentée par la figure 59.
L'aimant est vertical et fixé
solidement à une planche de
bois P ; deux bobines renfermant un fer doux tournent
sur un axe horizontal A, en
face des pôles de l'aimant B. Les courants induits
ainsi formés dans chaque bobine communiquent

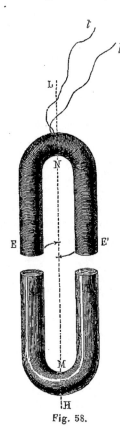

Fig. 58.

avec les fils conducteurs des deux ressorts x, y. La figure 55 représente la machine de Clarke décomposant l'eau d'un voltamètre. On produit avec cet

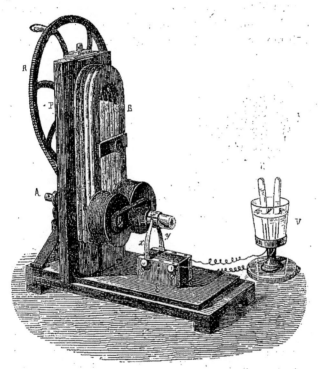

Fig. 59.

appareil des effets physiques et physiologiques très puissants. De cette manière, le sens du courant ne change pas à chaque demi-révolution : on fait passer chacun des ressorts x, y d'une demi-virole à l'autre à chaque demi-révolution, de telle sorte que le signe des deux ressorts x, y reste toujours le même.

M. Gaiffe a donné à cet appareil une disposition qui le rend bien plus maniable sous un plus petit volume, tout en lui conservant une énergie suffi-

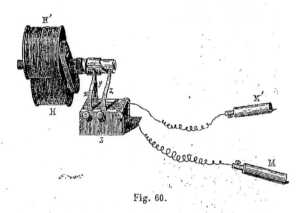

Fig. 60.

sante pour produire des commotions très fortes. Dans cet appareil (fig. 61), M. Gaiffe a entouré d'hélices non seulement les extrémités de l'aimant permanent qui est fixe, mais encore les extrémités de l'armature mobile en fer doux. Il se produit ainsi de nouveaux courants d'induction, qui viennent se réunir aux courants induits développés autour de l'aimant en fer à cheval. On augmente ainsi la puissance de l'appareil sans rendre le volume plus considérable.

On gradue l'appareil à l'aide d'une vis micrométrique, ce qui permet de rapprocher plus ou moins

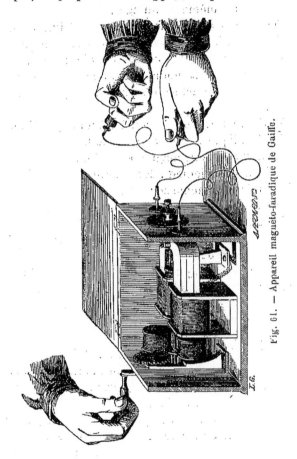

Fig. 61. — Appareil magnéto-faradique de Gaiffe.

le fer doux des faces polaires.

MM. Berton frères et Duchenne (de Boulogne)

ont construit des appareils analogues à ce dernier et offrant les mêmes avantages.

Ces divers appareils magnéto-électriques sont moins portatifs que les appareils électro-magnétiques, et nécessitent toujours un aide ; mais, par contre, ils s'usent moins promptement et ne risquent pas d'être détériorés par les liquides excitateurs.

M. Gaiffe a également construit un appareil magnéto-faradique sur le modèle de Clarke, et analogue aux appareils magnéto-faradiques anglais ou américains ; seulement, les courants sont toujours dirigés dans le même sens, au lieu d'être alternativement renversés. C'est au moyen de l'interrupteur qu'a lieu ce redressement des courants et en même temps la graduation. Cet appareil est représenté dans la figure 62.

Une boîte en acajou D, fermant à serrure, et munie d'une poignée sur le couvercle, contient tout l'appareil dont aucune pièce ne fait saillie à l'extérieur.

L'appareil se compose :

1° D'un aimant en fer à cheval ABB' ;

2° D'une armature de fer doux tournant devant les branches de l'aimant, et portant deux hélices dont une seule est visible, en H ;

3° D'une roue dentée R qui commande la rotation de l'armature de fer doux en engrenant sur un pignon qui porte son axe. Une manivelle M met en action cette roue dentée ;

4° D'un graduateur G, articulé en O, qu'on in-

cline plus ou moins vers B ou B', suivant qu'on
veut avoir des courants forts ou faibles.

Deux platines en laiton reliées entre elles par
des piliers portent tout l'appareil. On trouve enfin

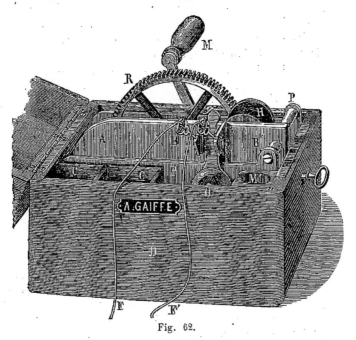

Fig. 62.

dans les cases C, C', les accessoires et excitateurs
suivants : une paire de rhéophores, une paire de
manches isolants, une paire de porte-éponges, un
excitateur olivaire, et une brosse ou pinceau métallique. Le bloc percé M' reçoit la manivelle M, dé-
montée lorsque l'appareil n'est pas en action.

Pour faire fonctionner l'appareil on visse la manivelle sur l'extrémité de l'arbre de la roue R qu'on voit au fond d'une ouverture pratiquée dans la paroi postérieure de la boîte, on amène en B le commutateur-graduateur G; on fixe sur lui les rhéophores comme le dessin l'indique; à l'autre extrémité des rhéophores on attache les manches isolants et l'on visse sur eux les excitateurs dont on a besoin; enfin, le circuit fermé, on tourne la manivelle, et les courants se produisent.

Lorsque le graduateur est en B', les commotions sont très faibles, surtout si l'on tourne lentement la manivelle; mais, à mesure que l'on fait marcher le graduateur vers B et que l'on accélère la vitesse de rotation, elles deviennent de plus en plus fortes, et sont tout à fait intolérables lorsque l'on est arrivé en B.

Des lettres P (positif), N (négatif), gravées sur les deux faces extérieures du graduateur, près des points où s'insèrent les cordons, indiquent la direction des courants.

L'appareil ne demande d'autre soin que d'être maintenu dans un lieu sec. Il est important de ne pas placer dans la boîte des éponges ou autres excitateurs mouillés.

APPAREIL MAGNÉTO-ÉLECTRIQUE DE POCHE DE M. LOISEAU. — M. Loiseau a construit dans ces derniers temps un petit appareil sous forme d'une boîte rectangulaire de 10 centimètres de longueur, 7 centimètres de largeur et 4 centimètres d'épaisseur (fig. 63). Pour le faire fonctionner, il suffit

d'ouvrir la boîte, de prendre la manivelle qui se
trouve à l'intérieur du petit coffret et de visser dans

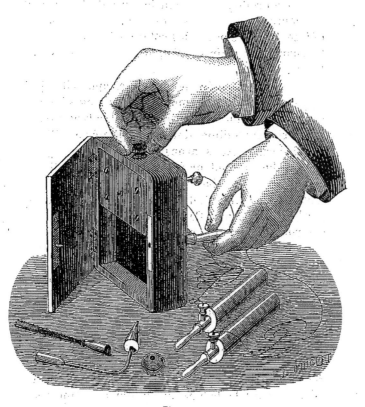

Fig. 63.

le trou placé au-dessous de la boîte, ainsi que le
montre la figure. Au-dessus se trouvent deux trous

servant à fixer les conducteurs auxquels on adapte
les rhéophores. On tourne ensuite la manivelle de
gauche à droite pour obtenir le courant. Pour avoir
un courant plus intense, on dévissera le bouton
qui se trouve sur un des côtés de la boîte, en la
tournant de la main gauche, ainsi que le montre la
figure.

APPAREIL DYNAMO-ÉLECTRIQUE. — Ces appareils, qui
sont construits spécialement pour les usages indus-
triels et dont la machine Gramme est le type, pourraient sous une dimension plus petite être utilisés
en médecine. Nous avons cherché à employer,
dans ce but, le moteur de M. Marcel Deprez, dans
lequel l'axe de la bobine est placé entre les deux
branches de l'aimant, de manière à mieux en utiliser le magnétisme. Cet appareil sous une forme
peu volumineuse donne une intensité considérable,
et comme le mouvement est obtenu par une pile (P),
on n'a pas besoin d'aide. La figure ci-après (fig. 64)
indique cet appareil avec la disposition générale
pour l'emploi médical.

L'inconvénient est dans la nécessité d'une source
électrique assez forte. Pour entretenir le mouvement de la bobine, il faut des piles assez énergiques,
et cela est peu pratique dans une salle d'hôpital ou
dans un cabinet médical. Nous avons essayé de
faire tourner la bobine au moyen d'un appareil
d'horlogerie, mais nous avons été obligé de renoncer à cette idée, car il faut un appareil d'horlogerie
très volumineux, et comme la bobine doit tourner
rapidement, le ressort est très vite épuisé. Dans les

essais que nous avons faits, avec M. Marcel Deprez,
c'est à peine si nous avons pu utiliser les courants
pendant une minute. On peut, il est vrai, remplacer
la pile par une manette M, mais alors l'inconvénient d'un aide réapparaît sans compter que les

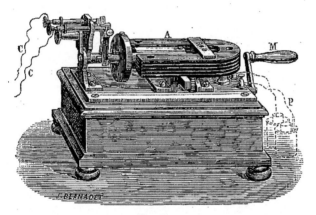

Fig. 64.

mouvements ne sont jamais dans ce cas aussi réguliers qu'avec une pile.

C'est réellement bien regrettable que l'on ne
puisse rendre cet appareil plus pratique, car il aurait l'avantage de ne pas s'user, et de pouvoir donner, à volonté, des courants interrompus et des
courants continus. De plus, il pourrait servir par
ses aimants.

7.

Accessoires des appareils électriques,

RHÉOPHORES. — Les rhéophores sont des instruments qui servent à l'application de l'électricité aux organes malades; ils devront donc présenter des formes diverses en rapport avec les organes que l'on veut électriser.

DIFFÉRENTES ESPÈCES DE RHÉOPHORES. — On peut les diviser en deux classes : A, ceux qui servent à l'électrisation des organes extérieurs; B, ceux qui sont destinés à l'électrisation des organes situés profondément, tels que le larynx, la vessie, le rectum, etc.

A. — Rhéophores des organes extérieurs.

RHÉOPHORES A CYLINDRE (fig. 65). — Ces rhéopho-
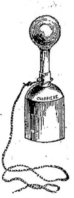
res, assez généralement employés, se composent de cylindres métalliques, le plus souvent en cuivre, dans lesquels on introduit une éponge mouillée lorsque l'on veut appliquer le courant. Cette sorte de rhéophore présente un double inconvénient : pour peu que l'on exerce une pression, on met les bords du tube en cuivre en contact avec la peau, ce qui est toujours très douloureux, et, d'un autre côté, l'eau qui se trouve dans les éponges inonde le malade.

Fig. 65.

Quant à nous, nous les rejetons absolument de la pratique et nous ne pouvons pas assez insister sur leurs inconvénients. Ils se trouvent encore dans toutes les boîtes, par cela seul, comme l'avouent les fabricants, qu'il y a beaucoup d'années qu'on les emploie et qu'un grand nombre de malades et même de médecins se figurent que c'est une partie nécessaire des appareils électriques.

RHÉOPHORES DIVERS. — Les rhéophores sont ordinairement en cuivre et ils se présentent tantôt sous forme d'une sphère, tantôt d'un ovale, ou bien ils sont plus ou moins aplatis. Ces rhéophores, directement en contact avec la peau, sont très douloureux et déterminent même parfois la formation d'eschares, lorsque l'on emploie les courants continus. Pour éviter cet inconvénient, on les a recouverts de toile, ou mieux de peau, laquelle a pour effet d'empêcher le contact direct du métal avec l'épiderme, et, une fois mouillés, de conserver l'humidité pendant un temps assez long, ce qui facilite le passage du courant. Toutefois les rhéophores en métal ont l'inconvénient de s'oxyder au bout d'un certain temps, d'offrir alors un obstacle assez considérable au passage du courant, et de laisser des dépôts de cette oxydation sur la région où on les applique. Ils sont ainsi non seulement une cause d'affaiblissement du courant, mais encore une cause de malpropreté qu'il est utile d'éviter.

Tous les rhéophores métalliques finissent par s'oxyder, même ceux qui sont recouverts d'une couche d'or ou de nickel, car le passage des cou-

rants électriques fait rapidement tomber la couche
préservatrice, et les métaux qui servent à transmettre les courants électriques s'altèrent avec la
plus grande facilité.

RHÉOPHORES A CHARBON. — Ces rhéophores sont préférables aux rhéo-
phores métalliques.
Ils sont faits avec
du coke pulvérisé et
pilé, réuni en masse

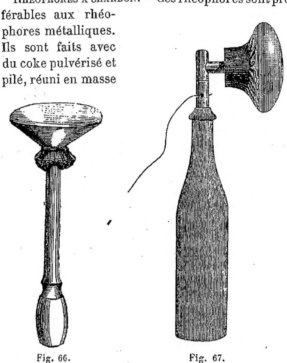

Fig. 66.   Fig. 67.

et enveloppé également de peau (fig. 67). Ils ont le
grand avantage de ne pas s'oxyder et par conséquent
de ne pas présenter les inconvénients dont nous avons

parlé plus haut. Il est toujours préférable de leur donner une surface assez large, afin que le courant, occupant une étendue plus considérable, produise moins d'irritation locale.

Il faut avoir la précaution de mouiller les rhéophores avant de les employer, car l'épiderme sec est mauvais conducteur de l'électricité et serait ainsi un obstacle au passage du courant.

Beaucoup de médecins se servent pour cela d'eau acidulée ou d'une solution de sel ordinaire. Ces liquides sont, en effet, meilleurs conducteurs de l'électricité que l'eau ordinaire, mais ils produisent assez souvent une irritation assez vive de la peau, ce qui nous a engagé à employer de préférence l'eau ordinaire.

Lorsque les rhéophores ont servi pendant un certain temps, la peau qui les recouvre finit par s'user sur une étendue plus ou moins considérable, et le métal, étant ainsi directement en contact avec l'épiderme, détermine une vive douleur. Il faut donc avoir soin de la renouveler assez fréquemment.

PINCEAU MÉTALLIQUE. — Ce pinceau (fig. 68), formé d'un faisceau de fils de cuivre déliés et rigides, est exclusivement destiné à l'électrisation cutanée. Son application est très douloureuse, et l'on ne doit l'employer que dans les cas rares où l'on veut obtenir une forte dérivation

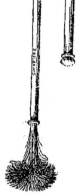

Fig. 68.

sur la peau. Il est inutile d'employer des fils très
rigides, et les fils de cuivre souples sont aussi avantageux.

B. — Rhéophores des organes profonds.

RHÉOPHORE VÉSICAL. — Le rhéophore vésical se
compose d'une sonde ordinaire en caoutchouc,
renfermant un mandrin métallique dont l'extrémité antérieure pénètre dans la vessie ; l'extrémité postérieure est mise en communication
avec l'un des pôles de la pile, positif ou négatif.
L'autre pôle se rend à un rhéophore ordinaire que
l'on place extérieurement au-dessus de la symphyse pubienne, pour établir le courant.

Le RHÉOPHORE VÉSICAL DOUBLE DE DUCHENNE se
compose de deux tiges métalliques flexibles introduites dans une sonde à double courant, qui les
isole l'une de l'autre. Ces deux rhéophores sont
terminés à leur extrémité vésicale comme dans la
figure 69, de telle sorte qu'étant rapprochés comme
dans la figure 70, ils présentent la forme d'une
sonde ordinaire. Pour que cette sonde puisse fonctionner, il est nécessaire de vider préalablement la
vessie, surtout si l'urine est plus ou moins altérée.
Ces instruments sont d'ailleurs peu utiles.

Le meilleur rhéophore vésical est la sonde exploratrice de M. Guyon. Cette sonde se compose d'un
petit mandrin métallique (fig. 71), terminé par une
olive qui se visse à l'extrémité du fil métallique et
qui peut ainsi varier de diamètre. Elle a été con-

struite pour se rendre compte de la dimension des
rétrécissements, mais en même temps elle se trouve

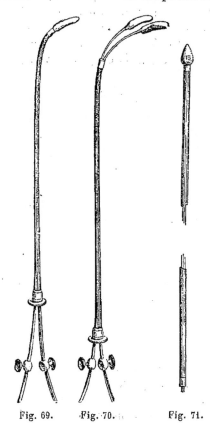

Fig. 69.   Fig. 70.   Fig. 71.

être la sonde la plus pratique pour l'électrisation
soit de la vessie, soit du canal de l'urèthre.

RHÉOPHORE LARYNGIEN. — Analogue au rhéophore vésical double de Duchenne, il n'en diffère que par la courbure et par un anneau coulant destiné à limiter le degré d'écartement des deux branches.

RHÉOPHORE UTÉRIN (fig. 72). — Il ne diffère des précédents que par sa courbure et la plus grande

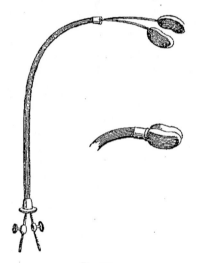

Fig. 72.

largeur des plaques qui le terminent. Chacune de ces plaques est placée sur les côtés du col de l'utérus.

Ces rhéophores, comme on peut en juger par la figure, sont assez volumineux, et leur maniement est loin d'être facile. D'un autre côté, il est rare que l'on doive appliquer les deux pôles directement sur l'utérus ; presque toujours il est plus utile de n'en mettre qu'un et de placer l'autre soit sur l'abdomen, soit sur les reins. Aussi le rhéophore utérin qui nous paraît le plus commode est celui qui est représenté (fig. 73) et qui est tout simplement composé d'une tige métallique terminée en olive, et recouverte sur son trajet d'un tube isolant. Pour que les mucosités, l'huile, etc., ne viennent pas s'accumuler sous le tube isolant, il est utile de le

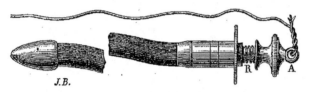

J.B.

Fig. 73.

maintenir solidement contre l'olive ; c'est dans ce but, que nous avons fait mettre à l'autre extrémité un ressort (R) très simple qui maintient une pression constante contre l'olive terminale.

C'est près de ce ressort que se trouve un petit anneau A qui permet d'attacher le fil conducteur.

RHÉOPHORE POUR LE CONDUIT AUDITIF. — Ce rhéophore, employé fréquemment dans les affections de l'oreille, se compose essentiellement d'un pavillon B (fig. 74) en ivoire, supporté par un manche C ; une tige métallique communiquant avec un des pôles de la pile pénètre dans le pavillon et sort par le sommet. Cette disposition permet d'appliquer le

courant sur un point situé très profondément dans
l'oreille sans toucher aux autres parties du conduit
auditif, et en même temps le pôle n'est point en
contact direct avec la mem-
brane du tympan. On in-
jecte préalablement de
l'eau tiède dans l'oreille
avec une petite seringue
de verre, et le courant
traverse cette légère couche d'eau qui se trouve
ainsi entre l'extrémité A et
la membrane du tympan,
ce qui a l'avantage d'atténuer considérablement la
force du courant. L'autre
pôle, communiquant à un
rhéophore ordinaire, est
appliqué extérieurement
sur le cou.

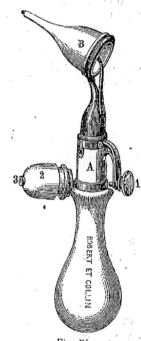

Fig. 74.

Il est souvent plus avan-
tageux, quand on se sert
de courants continus,
d'employer le procédé suivant : on met un des pôles
sur les deux côtés de la
tête, près de chaque oreille, et le courant pénètre
ainsi très bien jusqu'au nerf auditif. Ce procédé
est à la fois plus simple et moins dangereux, en
étant tout aussi efficace.

APPLICATION DES DIFFÉRENTS TAMPONS. — Pour les

tampons ordinaires, c'est-à-dire pour ceux formés
par un morceau de charbon recouvert de peau, il
faut, pour l'électrisation des nerfs, rechercher, cela
va de soi, les points où les nerfs sont le plus superficiels (les figures ci-après d'après Ziemssen indiquent ces points pour les nerfs principaux). Pour
les muscles, il faut autant que possible mettre le
pôle négatif sur les points où les filets moteurs pénètrent dans le muscle. Il est important, dans tous
les cas, de placer les tampons sur la masse char-
nue du muscle et non sur les tendons, comme nous
l'avons vu faire quelquefois.

Avec un tampon large on peut limiter la surface
en contact en inclinant plus ou moins la surface du
tampon.

Fils conducteurs. — Les fils conducteurs relient
les rhéophores à la pile ou au collecteur. Leur diamètre est généralement de 4 à 5 millimètres. Pour
la galvanocaustie, on emploie des fils beaucoup plus
gros. On les recouvre d'un fil de soie pour les isoler. Il est nécessaire de donner à ces fils une couleur différente pour désigner le pôle auquel ils
correspondent; en général, on a adopté le fil rouge
pour le pôle positif, et pour le pôle négatif, le
fil vert.

Lorsque le fil conducteur a servi pendant un
certain temps, il devient très cassant, et la cassure
a surtout lieu à l'une de ces extrémités, soit celle
qui correspond au rhéophore, soit celle qui s'attache à la pile ou au collecteur. Dans ce cas, lorsqu'on ne peut pas s'adresser aussitôt au fabricant,

on coupe le fil avec des ciseaux un peu au-dessus
de la cassure, et l'on en dépouille un petit bout de
son enveloppe de soie, pour l'attacher directement
à la pile ou au rhéophore.

Si la cassure se trouve dans la partie moyenne
du fil, il se produit quelquefois le fait suivant qui
peut induire en erreur; les deux extrémités de la
cassure restent maintenues par l'enveloppe de soie,
de sorte que, suivant la plus ou moins grande tension du fil, les deux extrémités sont rapprochées et
en contact direct, ou bien éloignées l'une de l'autre ;
le circuit électrique, étant ainsi tantôt ouvert et
tantôt fermé, détermine à chaque fermeture du
courant des secousses que l'on attribue au mauvais
fonctionnement de la pile.

Lorsque le courant est interrompu par suite de
la cassure de l'un des fils dans la partie enveloppée par la soie, il faut rechercher quel est celui
des deux fils dans lequel elle a eu lieu. Pour cela,
on peut employer le moyen pratique suivant : pour
reconnaître si la cassure se trouve dans le fil du
pôle positif, on met l'extrémité de ce fil en contact
avec la langue, et avec l'autre main on tient le
bout central du fil correspondant au pôle négatif.
Si la cassure existe dans le fil du pôle positif, le
courant ne passe pas, et l'on n'éprouve aucune
sensation à la langue ; si le fil est intact, le courant
passe et se reconnaît par la sensation du courant
électrique sur la langue.

Pour reconnaître si la cassure se trouve dans le
fil du pôle négatif, on emploie le même procédé,

en mettant en contact avec la langue le bout périphérique de ce fil, et en tenant avec l'autre main
le bout central du fil positif ; la non-sensation ou la
sensation du courant électrique sur la langue indique s'il y a ou non rupture du fil.

Ces petits accidents sont très communs dans la
pratique, et c'est pour cela que nous avons voulu
les signaler.

DIFFÉRENCES QUI EXISTENT
ENTRE LES DIVERS COURANTS INDUITS

Il existe une différence très notable entre l'action du courant de la première hélice (extra-courant) et l'action du courant de la deuxième hélice (courant induit). Duchenne (de Boulogne) a formulé ces différences d'actions dans les propositions suivantes :

A. Le courant de la deuxième hélice excite plus vivement la rétine que celui de la première hélice, lorsqu'il est appliqué à la face ou sur le globe oculaire par l'intermédiaire des rhéophores humides.

B. Le courant de la deuxième hélice excite plus vivement la sensibilité cutanée que celui de la première hélice.

C. Le courant de la première hélice excite plus vivement que celui de la deuxième la sensibilité de certains organes placés plus ou moins profondément sous la peau, tels que les testicules, l'intestin et la vessie.

D. Le courant de la deuxième hélice provoque des contractions réflexes plus énergiques que le courant de la première hélice.

E. Lorsque des rhéophores humides sont appliqués sur la surface cutanée, le courant de la deuxième hélice pénètre plus profondément dans les tissus que le courant de la première hélice.

De cette différence d'action de l'extra-courant et du courant induit, Duchenne a conclu que chacun de ces deux courants possédait des propriétés physiologiques *spéciales*, indépendamment de leurs propriétés physiques.

C'est contre cette théorie que MM. Becquerel se sont aussitôt élevés, et ils ont démontré que ces différences physiologiques sont le résultat de conditions physiques différentes pour l'extra-courant et le courant induit proprement dit, et que les courants induits, de quelque ordre qu'ils soient, produisent les mêmes effets lorsque leur *intensité*, leur *tension* et leur *durée* sont les mêmes.

Le courant de la seconde hélice est produit dans un fil beaucoup plus long et plus fin que l'extra-courant, ce qui fait qu'il a une grande tension, tandis que le courant de la première hélice est produit dans un fil court et gros, et par conséquent possède une tension plus faible.

On peut donc aisément concevoir que le courant induit, ayant plus de tension, pénètre plus profondément dans les tissus.

D'ailleurs on obtient identiquement les mêmes effets en employant des courants de la deuxième hélice, dont l'une est formée par un fil court et gros, et l'autre par un fil fin et long. Avec notre appareil physiologique à interruptions régulières, où l'on peut, à volonté et dans les mêmes conditions d'induction, se servir de bobines induites à

fils variables, on obtient constamment les principales différences d'action signalées par Duchenne.
Donc, la proposition A peut s'énoncer ainsi : Le
courant induit qui a le plus de tension excite plus
vivement la rétine.

De même, la proposition B peut aussi, au moins
en grande partie, être énoncée ainsi : Le courant
induit qui a le plus de tension excite plus vivement
la sensibilité cutanée.

Les propositions D et E sont aussi la conséquence
évidente de la tension plus ou moins grande. En
effet, si le courant de la seconde hélice pénètre
plus profondément dans les tissus, c'est qu'il a plus
de tension, et c'est pour cela aussi qu'il détermine
des contractions à une distance plus éloignée du
point d'application des pôles.

La proposition C est donc la seule où la tension
ne paraisse pas avoir de l'influence.

Mais la différence de tension n'est pas la seule
qui existe entre le courant inducteur et le courant
induit ; il faut aussi tenir compte de l'*intensité* et de
la *durée* qui peuvent amener des différences d'action
assez considérables, la tension restant la même.

En effet, lorsque la tension est la même ou même
lorsqu'elle est un peu plus faible, l'extra-courant
agit plus vivement sur la sensibilité des muscles et
sur l'excitabilité de certains organes, tels que le
testicule, l'intestin et la vessie.

Il y a entre l'extra-courant et le courant induit
de la deuxième bobine d'autres différences physiques que celles relatives à la tension. D'abord l'ex-

tra-courant ne se compose jamais que d'un seul courant induit, celui qui marche dans le même sens que celui de la pile, tandis que le courant induit proprement dit se compose de deux courants instantanés dirigés alternativement en sens contraire.

Ce fait seul explique pourquoi, même à tension égale, le courant de la deuxième hélice agit plus énergiquement sur l'excitation des nerfs sensitifs de la peau.

Quant à l'action sur les muscles superficiels et sur certains organes, tels que les testicules, etc., l'action plus excitante de l'extra-courant s'explique par *une différence de quantité*, élément important dont on n'a pas tenu compte.

En effet, comme nous l'avons observé pour des courants de même ordre, mais différents sous le rapport de la quantité, l'action physiologique, dans certaines circonstances, varie selon la quantité. Ainsi, avec des courants induits de même tension, mais ayant une *action différente sur le galvanomètre*, nous avons trouvé que les courants qui faisaient dévier le plus l'aiguille du galvanomètre, c'est-à-dire ceux qui ont le plus de *quantité*, déterminaient aussi des excitations plus énergiques.

Or, la quantité a justement sur le tissu musculaire même, lorsqu'il agit directement, et sur les organes tels que la vessie et les testicules, une action très manifeste. Les courants continus, par exemple, si faible que soit leur action chimique, ont toujours une quantité supérieure aux courants induits et même à l'extra-courant : aussi leur ac-

tion sur ces organes est très énergique. Nous avons
observé ces faits un grand nombre de fois, mais
l'exemple le plus remarquable est fourni par les cas
de paralysie faciale périphérique. Dans ces cas, le
nerf a perdu son excitabilité, et les muscles seuls
peuvent encore être excités directement, mais en
même temps la tension a sur la contraction musculaire une influence relativement moins considérable que la quantité. Ainsi avec douze éléments
au sulfate de cuivre et une petite surface de zinc,
on obtient des contractions moins prononcées
qu'avec huit éléments, les zincs offrant une surface
plus grande.

En général même, on peut dire que la tension
agit plus puissamment sur le système nerveux, et
que la quantité a une action plus marquée sur les
contractions idio-musculaires et surtout sur les
fibres musculaires lisses. Il n'y a donc rien d'é-
tonnant qu'entre deux courants induits ayant la
même tension, mais différant par la quantité, il y
ait des différences dans le rapport de l'excitation
des muscles.

Nous pouvons conclure de toute cette discussion, que les différences d'action physiologique
que l'on observe entre les divers courants induits
dépendent toutes de conditions physiques. Les différences de tension jouent le principal rôle, mais,
à côté de la tension, la quantité et la durée ont
également une influence manifeste, et sont, dans
certains cas, la mesure des différences que l'on
observe dans les faits physiologiques.

De la différence d'action physiologique des courants induits, selon la nature du fil métallique formant la bobine induite.

Nous avons recherché les différences que la nature du fil qui compose les bobines induites pouvait déterminer au point de vue physique et surtout au point de vue physiologique.

Nous avons choisi ainsi des fils où le courant électrique se propage facilement (cuivre), et d'autres où le courant passe plus lentement, et où les molécules vibrent moins facilement.

Nous avons fait faire absolument dans les mêmes conditions des bobines induites avec des fils de cuivre, des fils de plomb et des fils d'argentan.

Le diamètre du fil était le même, et la longueur était de 210 mètres pour chacun de ces fils.

Toutes les bobines étaient construites de la même façon et étaient influencées d'une manière identique par le courant inducteur.

Sur les nerfs et sur les muscles de l'homme sain, les effets de la secousse ont été différents selon la nature du métal, et l'on peut dire, d'une manière générale, que lorsque le fil de la bobine induite est formé par un métal mauvais conducteur de l'électricité, la contraction est plus forte et l'impression sur les nerfs cutanés moins vive qu'avec des fils bons conducteurs, comme le cuivre, par exemple.

Les effets sont d'autant plus marqués que la résistance extérieure est plus grande. Ainsi, en faisant passer le courant à travers de l'eau alcoolisée,

et en le diminuant jusqu'à un minimum, lorsque
les contractions musculaires n'ont plus lieu avec
le courant de la bobine des fils de cuivre, on obtient encore, dans les mêmes conditions, des contractions avec le courant provenant de la bobine
en fil d'argentan.

Sur les muscles superficiels, la différence entre
les courants de la bobine de cuivre et ceux de la
bobine d'argentan est beaucoup moins prononcée ;
elle s'accentue à mesure que l'épiderme est plus
épais ou que les muscles sont plus profonds.

L'impression déterminée par le courant des fils
de plomb ou des fils d'argentan est moins vive,
elle s'irradie moins loin sur les nerfs superficiels
de la peau. Dans les appareils électro-magnétiques employés en médecine, il est donc plus
avantageux d'employer des fils d'argentan ou de
plomb que des fils de cuivre, car les fils d'argentan
et de plomb, avec une longueur égale, produisent
des courants pénétrant plus profondément dans les
muscles et déterminent sur la région cutanée des
impressions moins douloureuses. Les courants induits des bobines à fils de cuivre ne sont préférables
que dans les cas où l'on veut déterminer une forte
révulsion et une vive excitation sur les nerfs cutanés.

M. Mangenot a construit, d'après nos indications,
des appareils induits avec des bobines en fils d'argentan, dont nous nous servons journellement (voir
fig. 48, p. 85). Comme les fils de plomb sont difficilement maniables, les bobines se fabriquent
mieux avec l'argentan.

ÉLECTRISATION STATIQUE.

Généralités.

1. L'électrisation statique est encore désignée quelquefois sous le nom de franklinisation, ou d'exhaustion (*exhaurere*, élever), élévation sur un tabouret isolant. — Nous désignons souvent l'électricité statique par l'expression de *mode statique* (*modus*, manière d'être), par opposition avec les modes voltaïque ou continu, et faradique ou induit, appellations que nous avons cherché à introduire dans le langage électro-médical, en raison de leur commodité.

2. Le succin ou ambre jaune frotté (sur du drap par exemple) s'*électrise* et attire les corps légers. Il se dit en grec ἤλεκτρον et en latin *electrum*, d'où Guillaume Gilbert, médecin célèbre de la reine Élisabeth à la fin du seizième siècle, créa le premier le mot électricité (*electrica*).

Le mot statique vient de στατικός, qui se tient debout, par extension, qui se tient immobile (à la surface des corps, par opposition à l'électricité dynamique, qui se manifeste sous forme de mouvement (courants).

3. Jusqu'à la fin du dix-septième siècle, l'électricité statique fut très en honneur avec des savants remarquables, parmi lesquels se trouvent Jallabert,

8.

Schœffer, Mauduict, Gigaud de la Fond, Bonnefoy.
Les découvertes de Galvani, Volta et Faraday, lui
substituèrent l'emploi des modes voltaïque et faradique jusqu'à ces dernières années. Remise en honneur par Charcot, et beaucoup plus facilement
maniable, grâce aux progrès des machines, notamment de la machine Carré, elle occupe aujourd'hui
une place importante en électrothérapie.

4. Il ne paraît pas douteux, conformément à la
théorie de Franklin, à laquelle les savants modernes ont ajouté l'idée d'*éther* (fluide? au milieu duquel baignent les *atomes* de l'univers), que l'électricité n'a qu'une seule *forme*, qui, à la faveur de certaines modifications dans ses conditions physiques
(quantité et tension en plus ou en moins), produit
des phénomènes particuliers dits électriques. Toutefois les raisons pour lesquelles, sous la forme d'un
fluide unique, l'électricité peut produire *sur elle-
même* par exemple des phénomènes d'attraction et
de répulsion, n'étant encore formulées que d'une
manière essentiellement hypothétique, étant en
outre très difficiles à saisir, il nous paraît préférable
(tout au moins jusqu'à nouvel ordre) de maintenir
l'ancienne théorie (de Symmer), qui admet deux
fluides, un positif (+), un négatif (—), laquelle explique *tous* les phénomènes avec une simplicité remarquable.

Machines statiques.

5. Les anciennes machines, telles que la machine
classique de Ramsden, ou celle de Nairne, déga-

geaient l'électricité par le simple frottement du
verre (disque dans la machine de Ramsden, cylindre dans celle de Nairne) contre des coussins de
cuir enduits d'or mussif (bisulfure d'étain), pendant
qu'un dispositif spécial permettait de recueillir et

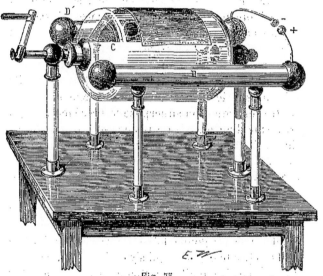

Fig. 75.

d'utiliser l'électricité. Les cylindres D et D′ de la
figure 75 sont destinés à cet usage. Ils se chargent
d'électricités contraires, et il est facile de voir qu'en
reliant l'un d'eux avec le sol on obtient sur les deux
de l'électricité négative ou de l'électricité positive,
à volonté.

Comparées aux machines actuelles, ces machines

paraissent bien arriérées, et cependant elles réalisaient déjà à l'époque de leur apparition un grand progrès.

6. Les machines modernes (Holtz, Carré-Holtz, Tœpler, Voss, Carré, Wimhurst) ont un autre principe. Le phénomène de l'*influence* leur sert de base. Ce phénomène d'influence (ou encore d'*induction*) est mis en évidence par l'*électrophore* (φέρω, je porte ; *electrica*, électricité), instrument inventé par Wilk ou par Volta. Il se compose de deux disques, l'un en métal ou encore en bois recouvert d'une feuille d'étain, sur lequel est fixé un manche de verre, l'autre sur lequel on superpose le précédent, et qui est formé d'un gâteau de résine. — Lorsque la résine a été électrisée négativement (en la battant) avec une peau de chat par exemple, la charge qu'elle prend peut servir *indéfiniment* à charger le plateau supérieur d'électricité positive, ainsi que le fait se démontre en mettant ce plateau en contact avec la résine et en touchant sa surface libre avec le doigt (ce qui a pour effet de faire écouler dans le sol l'électricité négative qui s'y était portée, pendant que la positive était maintenue *par influence* sur l'autre surface). Si on enlève le plateau supérieur après cette opération, on peut en tirer une étincelle, puis recommencer l'opération autant de fois que l'on voudra, *sans amoindrir en rien* la charge résineuse.

Le principe de l'électrophore est en quelque sorte réalisé mécaniquement par les machines actuelles. L'origine de leur production électrique réside certainement dans des *phénomènes d'influence,* mais ces phénomènes sont tellement complexes ou obscurs dans la plupart des cas, qu'une explication théorique satisfaisante du fonctionnement de ces machines est encore à trouver. Autant la théorie des machines anciennes avec le principe des deux fluides est simple, autant celle des machines modernes, même en conservant ce principe, est complexe. Aussi nous bornerons-nous à présenter au lecteur une explication aussi claire que possible du fonctionnement de la seule machine qui soit actuellement pratique en électrothérapie, c'est-à-dire celle de Carré.

Parmi les autres, celles de Holtz et de Carré-Holtz ont été utilisées en médecine. La première débite des quantités considérables d'électricité, mais sa mise en marche est difficile, son fonctionnement, parfois très irrégulier, devient impossible, sitôt que l'atmosphère est humide. Elle a été employée à la Salpêtrière, par M. Vigouroux, aide de M. Charcot, et il fallait fréquemment renvoyer les malades à une autre séance par suite de l'impuissance de la machine. Quant à la machine Carré-Holtz, qui n'est autre chose qu'une machine de Holtz à laquelle M. Andriveau a fait subir une légère modification et qui a remplacé à la Salpêtrière la machine de Holtz, elle n'a sur la précédente aucun avantage bien marqué et présente de telles inégalités ou difficultés de fonctionnement que, comme la précédente, elle est d'un usage courant impraticable en électrothérapie. Notre avis, conforme à celui de Bar-

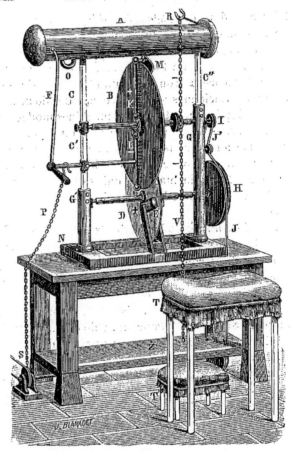

Fig. 76.

A, collecteur ; — B, plateau d'ébonite ; — CC'C'', montants de
verre servant à isoler le collecteur ; — D, roue en verre ; —
E, coussins en cuir entre lesquels passe à frottement cette

det, est que ces machines doivent être reléguées dans les cabinets de physique.

La machine Tœpler n'a reçu, à notre connaissance, aucune application en médecine.

Les essais qui ont été faits pour utiliser celle de Voss (qui en dernière analyse n'est qu'une machine de Holtz modifiée) n'ont pas donné de résultats satisfaisants ; elle se renverse à tout instant, c'est-à-dire que si l'électricité se portait par exemple du + au —, elle change brusquement de direction et va du — au +.

Aussi avons-nous jugé inutile d'entrer dans la description ou dans les détails de fonctionnement de ces différentes machines, considérant que l'étude de celle qui nous reste à examiner peut être beaucoup plus profitable. Cette machine est celle de Carré. Elle est représentée par la figure 76. La légende explicative indique toutes les parties qui la constituent.

roue ; — F, conducteur pouvant à volonté s'écarter et se rapprocher du collecteur A pour *tirer* des étincelles (c'est un accessoire à peu près inutile) ; — G, montant de bois dans lequel est fixé le montant de verre C″ et destiné à donner de la solidité à la machine ; — G′, montant de bois dans lequel est fixé le montant de verre CC′ ; — H, poulie commandant la roue en verre ; — I, poulie commandant le grand plateau ; — J′, courroie reliant les deux poulies ; — J, courroie reliant la poulie de transmission à la poulie ; — K, peigne relié au conducteur A ; — L, peigne relié au sol ou à un point quelconque par l'intermédiaire de la chaîne P ; — M, petite plaque d'ébonite placée de l'autre côté du plateau juste en face du peigne K et portant des *lames* métalliques, chargées de renforcer l'induction ; — N, châssis en bois, supportant les montants et les coussins ; — O, demi-anneau destiné à accrocher le conducteur ordinaire qui sert à relier la personne à la machine.

Voici maintenant comment fonctionne la machine.
Le mouvement est transmis par la grande poulie H
au plateau de verre et par l'intermédiaire de la
courroie J à la poulie I, qui met en mouvement le
plateau d'ébonite B (le rapport de la petite poulie
à la grande est tel, que le grand plateau fait dix
révolutions pendant que le plateau de verre n'en
fait qu'une).

Lorsque la machine est en mouvement, le plateau
de verre D, en frottant contre les coussins E, s'électrise positivement (+) et vient agir *par influence* à
travers le plateau de caoutchouc sur le peigne L.
L'électricité de même nom (+) est *refoulée* dans le
sol par l'intermédiaire de la chaîne P, et l'électricité
négative (—) attirée fait irruption sur le plateau
d'ébonite, qui la sépare du plateau de verre et s'oppose ainsi à la reconstitution du fluide neutre. Le
plateau d'ébonite *se charge* d'électricité négative (—),
la transporte dans son mouvement de rotation rapide au-devant du peigne K ; là elle agit à son tour
par influence, *attire* l'électricité positive (+) pendant
que l'électricité négative (—) est *refoulée* dans le
conducteur, et de là dans l'objet ou la personne
que l'on veut électriser. Quant à l'électricité positive qui du peigne K fait irruption sur le plateau
d'ébonite, elle neutralise l'électricité négative, de
telle sorte qu'il n'existe d'électricité que sur la partie antérieure du plateau comprise entre les deux
peignes, ce que l'on peut vérifier en approchant soit
un objet, soit un doigt par exemple, de la surface
du plateau en avant et en arrière. En avant on ob-

tient une aigrette plus ou moins longue suivant le débit électrique, et en arrière rien.

Il y a plusieurs modèles de machines Carré. Le modèle réellement médical est le n° 2, dont le plateau de verre a 38 centimètres de diamètre, et le plateau d'ébonite 49 centimètres. La quantité et la tension en sont largement suffisantes, surtout lorsque la machine est placée dans de bonnes conditions de rendement, conditions que nous ferons connaître dans un instant. C'est celui dont nous nous servons.

La machine Carré réalise un grand progrès : moins encombrante que la machine de Holtz, facile à manier et à entretenir, elle a le grand avantage de fonctionner à peu près par tous les temps. Cependant il est juste de dire que son rendement baisse beaucoup par les temps humides et peut même devenir nul. Nous verrons tout à l'heure un moyen de remédier à cet inconvénient; quoi qu'il en soit, il reste beaucoup de *desiderata;* mais jusqu'ici aucun instrument n'y a répondu. Nous voulons cependant signaler, avant de terminer ce chapitre, une machine qui, avec quelques perfectionnements, nous paraît appelée à faire face à la plupart des inconvénients que laisse subsister celle de Carré, c'est celle de Wimhurst. Elle se compose de deux disques en verre ou en ébonite tournant en sens contraire; sur chacun des disques se trouvent fixés de petits secteurs en *papier métallique,* sur chacun desquels frottent légèrement deux pinceaux également métalliques placés aux extrémités de deux conduc-

teurs, perpendiculaires l'un à l'autre et inclinés à
45° sur l'horizontale. Le grand avantage de cette
machine est de fonctionner même par les temps les
plus humides. Elle donne, *même au dehors par
les temps de pluie*, des étincelles d'une énergie relativement considérable. On peut en outre régler très
facilement le rapport de la tension et de la quantité en augmentant ou en diminuant le nombre des
secteurs. Enfin sa disposition est encore beaucoup
moins encombrante que celle de Carré. Nous avons
fait quelques essais avec cette machine; nous avons
indiqué au constructeur les modifications qu'il nous
paraît nécessaire d'y apporter pour la rendre médicale, et nous restons convaincu qu'elle le deviendra.
Il nous paraît même possible de rendre pratique
'accouplement de plusieurs de ces appareils réduits
à des dimensions très exiguës, de manière à les
rendre très facilement portatifs, mais d'ici que
ces études soient terminées, en admettant qu'elles
donnent des résultats satisfaisants, la seule machine vraiment médicale est la machine Carré.

N. B. Disons de suite, pour ne pas avoir à y revenir, qu'il ne saurait exister physiquement aucune
différence entre l'électricité provenant d'une Ramsden ou d'une Carré, et que vouloir que les effets
physiologiques ou thérapeutiques produits par le
fluide de l'une ou de l'autre soient différents, est
une conception absolument enfantine.

Accessoires nécessaires à l'électrisation statique.

7. Ces accessoires sont le *tabouret isolant, le conducteur, les excitateurs, la chaîne avec son anneau,* et *le condensateur.*

-*a.* *Tabouret isolant.* — Il ne faut pas avoir seulement une machine fonctionnant bien, il faut aussi que l'isolement soit bien fait (1). On le réalise d'une manière générale à l'aide d'une petite esplanade supportée par quatre pieds de verre d'une hauteur ordinaire de 25 centimètres, sur laquelle on place un siège. C'est ce qu'on a appelé le *tabouret isolant.* Le point capital pour la construction de l'isolateur est d'éviter toute saillie anguleuse qui devient une cause de déperdition de fluides (pouvoir des pointes). — Ce tabouret est encombrant, il oblige les malades à monter d'abord sur l'esplanade avant de s'asseoir, ce qui, dans un grand nombre de cas, devient une complication; en outre il est loin de simplifier la mise en scène qu'exige déjà surabondamment l'électrisation statique. C'est pour cette raison que nous avons introduit dans l'isolement du malade la modification représentée dans la figure 76; cet isolement comprend deux tabourets à pieds de verre T. Le plus élevé, sur lequel peut

(1) On peut électriser une personne de deux manières : en l'isolant, ou sans l'isoler. Dans ce dernier cas c'est la personne qui électrise qui s'isole. Ce dernier procédé que l'on a appelé *par irroration* (terme qui signifie exposé à la rosée ou à l'eau tombant en pluie fine) est très peu employé. Il peut cependant rendre des services (ainsi que le fait nous est arrivé) lorsqu'un malade ne peut être isolé; on ne peut l'être que très difficilement. Il n'en est pas moins nécessaire dans les deux cas d'avoir un bon isolateur.

s'asseoir *directement* le malade, doit avoir une hauteur de 65 centimètres environ et le second T', destiné à soutenir les pieds, 28 à 30 centimètres de haut. Le seul inconvénient de cette modification est d'augmenter un peu les frais de l'isolateur. Un moyen d'isolement très simple consiste en un tabouret de pieds sur une toile en caoutchouc de 70 à 75 centim. carrés, ou plus simplement des *carrés* de caoutchouc, ou de toile recouverte d'un vernis isolant au-dessous des pieds du siège et au-dessous du tabouret de pieds. C'est un moyen qui assurément n'est pas parfait, mais qui est très suffisant avec une bonne machine et qui peut par suite rendre de grands services en permettant d'asseoir beaucoup plus facilement des personnes impotentes. On peut le perfectionner en recouvrant *complètement* les pieds de la chaise et du tabouret de pieds avec du vernis isolant.

b. Conducteur. — Il est destiné à relier le malade à la machine. Il peut consister dans une tige métallique quelconque, un fil de fer, une chaîne si l'on veut ; mais on livre habituellement avec les machines Carré un conducteur à tirage composé de deux tiges de cuivre emboîtées et s'accrochant au demi-anneau O (fig. 76). Ce conducteur est extrêmement gênant parce qu'il s'oppose à la libre circulation autour du malade. C'est pour cela que nous l'avons remplacé par le dispositif de la figure. — La communication est formée par un gros fil de cuivre qui vient s'accrocher en R à une baguette de verre qui est fixée au plafond, et par une

chaîne V qui descend au-devant de la personne à
électriser. On pourrait encore relier le malade à la
machine par des fils dissimulés dans le parquet;
mais ce système est beaucoup moins simple, et
surtout moins commode.

  c. *Excitateurs*. — Il en existe un grand nombre

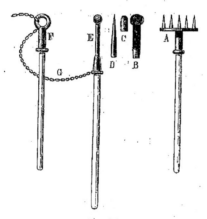

Fig. 77

A, excitateur à pointes multiples ; — B, boule en bois ou en métal
se vissant sur le manche isolant ; — C, index servant à obtenir
des effets intermédiaires entre la boule et la pointe ; — D, excitateur à une seule pointe ; — E, excitateur passant dans l'anneau
F destiné à écarter à volonté la chaîne G qui établit la communication avec le sol.

à *pointes* ou à *boules* et portés à l'extrémité d'un
manche isolant. Les principaux sont représentés
dans la figure 77, qui équivaut à une description.
  Les excitateurs non métalliques sont en bois ou en

ivoire, ils pourraient être en toute autre substance;
ils sont en général à une seule pointe, et n'ont
qu'une boule. Leurs effets sont extrêmement atté-
nués par suite du peu de conductibilité de la ma-
tière. C'est là leur principe. L'aigrette qui sort de
la pointe et les étincelles qui sortent de la *boule* sont
maigres, presque effacées. Le fait le plus important à
signaler, c'est qu'en tenant la boule à une certaine
distance de la peau, on produit une *aigrette* qui
détermine une sensation de *piqûre* extrêmement vive,
d'un genre tout spécial, à laquelle on peut de-
mander des effets excitants et révulsifs très utiles,
et qui sont sans analogues.

Les excitateurs métalliques sont à une seule
pointe, ou à pointes multiples, fixées sur un disque A
(fig. 77). Il peut être utile d'avoir trois ou quatre
boules de différents diamètres dont nous indiquerons l'emploi dans un instant.

d. La chaîne avec son anneau. Elle est représentée par la lettre G (fig. 77). — Elle sert à mettre
en communication le sol avec l'excitateur pendant que l'anneau fixé par une armature sur une
tige de verre (que l'*électriseur* tient dans la main
gauche) permet de l'écarter à volonté et d'éviter
ainsi à la personne qui électrise des chocs d'étincelles quelquefois désagréables.

e. Condensateur. — Disons, avant de terminer ce
chapitre, que sans être indispensable à l'électrisation statique, et tout en ayant un usage très peu
fréquent, un *condensateur* peut être utile. Il donne
à l'électricité statique une puissance *contractogène*

prodigieuse donnant des effets là où le mode faradique reste absolument impuissant. C'est un accessoire qui d'une manière générale ne doit jamais être employé; mais il ne faut pas [perdre de vue qu'à un moment donné il peut devenir *extrêmement précieux*, en face d'une indication bien précise.

Soins à donner aux machines électro-statiques.

8. Nous n'avons en vue que la machine Carré. Le point important est de nettoyer une fois ou deux par an les pivots et surtout de les *graisser régulièrement* avec une bonne huile. (Les huiles des machines à coudre peuvent être employées dans ce but.)

Quant aux plateaux de verre, et surtout d'ébonite, nous conseillons de les essuyer simplement avec un morceau de flanelle sèche et de ne se servir de pétrole ou d'alcool, comme le conseillent quelques auteurs, qu'au cas où la machine aurait cessé de fonctionner, ou fonctionnerait mal.

Mise en action.

9. On peut faire tourner la machine directement par une personne. Ce procédé, qui introduit un tiers dans le cabinet du médecin, est souvent impraticable. On peut éluder la difficulté en faisant tourner d'une pièce voisine à l'aide d'une petite transmission facile du reste à installer. Outre que la disposition des lieux ne s'y prête pas toujours, il faut faire intervenir des signaux de convention et les *quiproquos* se glissent facilement, en dépit de

toutes les précautions, sans compter l'obligation
d'avoir toujours quelqu'un à poste fixe. Ce système
présente donc de graves inconvénients.

Il ne reste dès lors qu'à faire appel aux moteurs
domestiques. Il en existe, à air, à eau, à gaz, et à
électricité. Le plus simple et le plus pratique paraît
être le moteur à air; mais, même à Paris, quelques
privilégiés peuvent seuls en profiter. C'est le seul
dont nous n'ayons pas fait usage. Nous avons
employé tous les autres. Les moteurs électriques
actionnés par des piles créent des ennuis, des difficultés *sans nombre* et c'est le dernier moyen que nous
conseillons. Le plus silencieux des moteurs à gaz,
même avec les systèmes d'*assourdissement* les plus
perfectionnés et son installation dans une pièce
voisine, est trop bruyant. C'est un moyen auquel
nous avons dû renoncer. Nous le considérons
comme *absolument impraticable*. Il existe de bons
moteurs à eau.

Notre machine est actionnée par un de ces moteurs. Mais aucun d'eux n'est *absolument* silencieux,
en outre leur installation nécessite de grandes précautions, et surtout de grandes complications pour
pouvoir être faite à proximité de la machine statique, c'est-à-dire dans une des pièces voisines, afin
que le moteur puisse, au moyen d'une petite transmission, communiquer le mouvement à la machine.
De sorte qu'après les nombreux essais que nous
avons faits (et qui montrent quelle importance
nous attachons à la mise en action des machines
statiques), nous pensons que le moyen le plus

simple est celui qui paraît au premier abord le plus
compliqué.

Il consiste à combiner l'emploi d'un moteur électrique, d'un dynamo et d'un moteur soit à gaz, soit
à eau. La transmission de la force pouvant, grâce à
cette solution, se faire à une grande distance, les
inconvénients du moteur à gaz ou du moteur à
eau [qui peuvent être placés dans un point quelconque (le plus propice) d'un appartement] disparaissent. Nous devons ajouter cependant que
même pour une très grande distance on peut faire
usage d'un câble de transmission, ce qui permet
par conséquent de supprimer deux intermédiaires,
le dynamo et le moteur électrique. Cette longue
analyse des moyens disponibles pour actionner les
machines statiques montre combien la question
est difficile à résoudre, et sans aucun doute, pour
ceux qui ne font usage que rarement de leur machine statique, il est bien préférable de la faire
tourner directement par une personne. Il faut
espérer du reste que les moteurs domestiques, et
notamment les moteurs électriques, se perfection-
neront rapidement et que la mise en action des
machines électro-statiques, qui est un des écueils
les plus sérieux à la vulgarisation des admirables
résultats qu'elles peuvent donner, finira par se
simplifier; quant à nous, nous ne cesserons pas de
chercher à en rendre l'emploi essentiellement pratique.

9.

Des conditions que doit réaliser une machine électro-statique pour fournir le maximum de son rendement.

10. Il y en a deux primordiales :

1° Elle doit être parfaitement sèche ;

2° Les communications doivent être bien établies.

a) Le plus grand ennemi du fonctionnement des machines statiques en général est l'humidité : la machine Carré, quoique moins sensible sous ce rapport, est loin d'échapper à la loi commune. Le procédé indiqué par les auteurs et qui consiste à réchauffer les diverses parties de la machine, notamment le plateau et les montants de verre, avec des linges bien secs et chauds, ou avec de la flanelle chaude, lorsque l'humidité l'empêche de fonctionner, est non seulement long et fastidieux, mais manque en grande partie son but, et nous avons vu, en employant ce système, la machine au milieu d'une séance d'électricité recommencer à débiter des quantités insignifiantes de fluide. Voici le moyen que nous avons adopté pour parer à ce grave ennui, moyen dont nous revendiquons l'initiative, en dépit de sa simplicité. Il consiste à placer au-dessous de la machine (qui doit toujours reposer sur une table *évidée* au centre pour permettre la libre circulation de l'air, ce qui favorise le débit) soit un réchaud à gaz lorsque la disposition des lieux le permet, soit un réchaud à alcool, ou à huile, ou à pétrole, ou simplement un réchaud ordinaire. En quelques minutes, si le foyer est suffisamment actif, la machine débite son maximum.

Il ne reste plus qu'à régler la source de chaleur pour le maintenir. Le *seul* inconvénient que pourrait avoir ce procédé serait de *gondoler* le plateau de caoutchouc si la chaleur était trop forte et *surtout si on négligeait de faire tourner lentement la machine pendant qu'elle s'échauffe.* Le moyen que nous venons d'indiquer est *sûr* et *rapide*, même pour les temps et dans les endroits *les plus humides.* Nous employons dans ce but une petite cheminée à gaz qui occupe le point Z, dans la fig. 76. Il est clair qu'on peut, suivant les besoins, rapprocher plus ou moins le réchaud de la machine, en l'élevant.

b) Il faut encore, pour avoir un bon rendement, apporter le plus grand soin aux *communications*, de la machine d'une part, et des excitateurs de l'autre, avec le sol.

Le peigne L, sur lequel agit l'électricité dégagée par le plateau de verre, peut être relié simplement à la table qui supporte la machine par la chaîne qui y est accrochée; mais la communication est plus parfaite en faisant descendre la chaîne jusqu'au parquet (ou mieux encore en l'accrochant à un clou fixé dans le mur voisin), ou en la mettant en contact avec une conduite de gaz ou d'eau. Ce dernier procédé est le meilleur.

Quant à la communication de l'excitateur avec le sol, communication qui se fait au moyen de la chaîne (fig. 76) que *traîne l'électriseur* avec lui, il est certainement préférable, pour qu'elle soit aussi bonne que possible, de supprimer les tapis. Cependant il ne faut pas croire qu'il ne soit pas possible d'obtenir une bonne électrisation sans cela, surtout avec des tapis anciens, tels que les tapis d'Orient par exemple. Cependant il peut être indiqué d'employer l'action *maximum* que peut fournir la machine. On peut dans ce cas utiliser deux moyens : mettre le pied sur la chaîne, ce qui renforce considérablement l'action électrique, ou relier la chaîne à un point quelconque mis en communication lui-même avec le sol, le mur voisin, une conduite de gaz, etc. On peut dans ce but employer plusieurs dispositifs parmi lesquels un simple fil de fer relié à une bonne source électrogène qu'elle coupe, et amené à portée de l'électriseur, semble le plus simple.

Réglage du débit de la machine.

11. On peut imaginer un nombre considérable de moyens pour augmenter ou diminuer à volonté le débit d'une machine statique, en agissant soit sur les communications, soit sur l'isolement du sujet, et il est bien difficile de comprendre pourquoi on conseille constamment d'agir sur la vitesse de la machine alors qu'il y a tant d'autres moyens beaucoup plus simples d'en régler le débit. Voici celui dont nous nous servons. S'il n'est pas le meilleur, il est en tous cas peu compliqué. Il consiste à disposer une petite chaîne (en l'enroulant ou en la repliant) sur le peigne L, de manière que son extrémité soit plus ou moins distante de la surface de la table. Au fur et à mesure que la distance devient plus petite, le

débit diminue, et on le règle de cette manière au degré qu'on désire. Il va sans dire que toute autre communication doit être supprimée.

Manuel opératoire et procédés d'électrisation.

12. Il est des plus simples. La personne à électriser est mise en communication avec la machine, et celle-ci est mise en mouvement, après en avoir réglé le débit si on le juge nécessaire. La personne *se charge* aussitôt d'électricité, et on procède à l'électrisation en prenant de la main droite l'excitateur dont on veut se servir et en tenant de la main gauche l'anneau qui sert à *guider* la chaîne.

N. B. Lorsqu'on peut faire l'électrisation *à nu*, il ne faut pas le négliger. Il y a certains effets d'*étincelles* qui ne peuvent s'obtenir qu'à cette condition. Mais en règle générale elle peut être bien faite avec un vêtement (peignoir) serré au corps. Les vêtements amples doivent être *absolument* rejetés. Cette note concerne, comme il est aisé de le voir, particulièrement les femmes. Les vêtements doivent toujours être en laine.

Voici les dénominations qui ont été appliquées aux différents procédés d'électrisation :

a. Bain électro-statique. — C'est l'électrisation pure et simple. Le malade enveloppé d'électricité sur tous les points est en quelque sorte plongé dans un bain *fluidique*.

b. Souffle électrique. — Il s'obtient en approchant

plus ou moins de la personne l'excitateur à pointes
multiples ou à une seule pointe. L'action dans ce
dernier cas est plus forte. On a encore appelé *électrisation par aigrettes* celle qui se fait avec une
pointe unique en raison de l'aigrette lumineuse qui
s'échappe de l'extrémité de l'excitateur dans l'obs-
curité. Nous croyons nécessaire d'ajouter qu'on
peut obtenir avec des *boules* en bois et à plus forte
raison des objets mousses, de véritables aigrettes
qui produisent des sensations complètement différentes de celles qu'on peut obtenir avec les pointes,
bien qu'elles ne soient que l'exagération du même
procédé.

c. *Étincelles*. — Elles s'obtiennent à l'aide des
boules, en bois ou en métal de différentes grosseurs.
Dans le chapitre suivant nous entrons dans quelques détails sur ce genre d'électrisation.

Effets physiologiques.

13. Nous avons tenté dans « l'électrothérapie » (1)
d'analyser les effets physiologiques du mode statique,
et ce que l'on peut affirmer malheureusement avec
le plus de certitude, c'est que nous savons bien peu
de chose sur ce sujet. On pourrait faire deux catégories des effets électro-physiologiques dus à l'é-
lectricité statique, un qui lui appartient en propre,
et l'autre qui appartient à son action purement
mécanique. Cependant cette dernière action n'ap-

(1) L'Électrothérapie (*Journal d'électricité médicale*, fév. 1888).

paraît qu'avec le souffle déjà *rude*, pour avoir ses manifestations complètes avec les *étincelles*.

Nous ne pouvons dans un manuel entrer dans aucune discussion ; mais bien qu'on ait dénié au *bain électro-statique* isolé des vertus thérapeutiques et même des effets physiologiques, nos lecteurs peuvent nous croire lorsque nous leur affirmons que c'est à tort. Le *bain électro-statique* est impuissant assurément à servir de base à une méthode thérapeutique, mais il n'en produit pas moins des effets manifestes et parfois surprenants. Quant aux effets physiologiques, ils ne sont pas discutables, il n'est pas besoin, pour s'en convaincre, d'être grand observateur.

La personne soumise au bain électro-statique perçoit une sensation particulière dite de *toile d'araignée*. Ses cheveux se hérissent, ses poils se redressent. Ces derniers phénomènes sont dus à l'*influence* exercée par le milieu ambiant vers lequel, en raison de leur légèreté, les cheveux et les poils tendent en quelque sorte à se précipiter. Quant à la sensation de *toile d'araignée*, elle a été expliquée par le frottement sur la peau des molécules d'air électrisé, nous l'attribuons plutôt au défaut d'équilibre perpétuel qui existe entre les *potentiels* de l'air et de la surface cutanée.

La personne électrisée éprouve en outre des sensations de chaleur aux extrémités et une légère transpiration des mains et des aisselles. Ces phénomènes ne sont pas constants, mais ne manquent presque jamais au premier bain électro-statique chez les personnes dites nerveuses, et même chez beaucoup d'autres, principalement les femmes.

Si pendant le bain électro-statique on décharge la personne qui y est soumise au moyen d'une étincelle, elle éprouve un trouble cérébral très marqué, sorte de vertige pouvant avoir de graves inconvénients s'il s'agit de sujets très nerveux qui n'ont pas été habitués à l'électrisation, et qui est dû à la chute brusque du potentiel. — Ce phénomène met en évidence la relation intime qui unit la tension électrique à l'état des centres nerveux.

Avec le souffle qui est une sorte de douche *électrique*, les effets du bain s'accentuent. Il a en outre des *effets sédatifs* locaux. Avec les aigrettes, surtout lorsqu'elles sont *rudes*, on produit sur la peau une sensation toute spéciale de piqûre, qui a une action *excitante* et même *révulsive* considérable. On peut déjà, avec ce moyen, agir puissamment sur la sensibilité.

Les étincelles sont le véritable arsenal du mode statique. Elles offrent une gamme immense, depuis le plus léger choc produisant une sensation à peine perceptible jusqu'au choc le plus énergique, qui fait contracter des masses musculaires énormes, tout en ébranlant une partie du corps. Il nous paraît indispensable de nous arrêter un peu sur cette question qui a été trop négligée jusqu'ici, et qui ne semble même pas avoir été étudiée.

1° En tenant l'excitation à 1 ou 2 millimètres de la peau, on produit une violente *démangeaison* ou mieux encore un *chatouillement* intense, qui impres-

sionne violemment les extrémités nerveuses, une
sensation presque irrésistible de *chair de poule*. La
sensation est *énervante*, toute différente de celle que
produit le *pinceau faradique*, bien qu'elle soit analogue ; la *réflexivité* sert de base à cette action, la
sensibilité lui sert de champ d'action.

2° En écartant l'excitateur à 1 centimètre ou
1 centimètre et demi, la dominante est presque exclusivement une sensation de *pincement*, de *piqûre* spéciale à ce mode d'action, qui a pour conséquence
une excitation des follicules, des glandes sudori-
pares, des extrémités nerveuses et circulatoires
contenues dans l'épaisseur de la peau. La friction
électrique, l'électrisation faite par dessus un vêtement de laine (contre lequel l'excitateur est maintenu en contact) rentre dans ce mode d'électrisation.

3° En maintenant l'excitateur à 5 ou 6 centimètres, les effets précédents sont plus accentués et
l'action des étincelles peut se résumer ainsi : révulsion, massage déjà percutané ; ébranlement plus
marqué des extrémités nerveuses, déterminant une
activité nutritive plus grande ; pas de retentisse-
ment, tout au moins notable, sur les centres nerveux,
lorsqu'on en reste éloigné.

4° Lorsqu'on donne aux étincelles leur *maximum*
de longueur, elles se brisent, et produisent deux
phénomènes très nets, une chute de potentiel qui
est ressentie sur tous les points du corps, en déterminant surtout au début un léger trouble cérébral.
Elles produisent en outre de grandes contractions
musculaires bien qu'elles heurtent beaucoup moins

violemment qu'on ne serait tenté de le supposer
le point atteint.

Nous devons ajouter que les résultats ci-dessus
sont obtenus avec des boules de petit diamètre ;
avec des boules de grand diamètre les étincelles
deviennent plus courtes, mais le sillon lumineux
est plus large ; elles ont une puissance contractogène considérable ; on peut avec ces engins produire
un martellement de toute la surface du corps, une
sorte de *massage statique*. Elles sont comme autant
de coups de *fouet* donnés à l'organisme entier.

N. B. L'électrisation statique s'accompagne de
production d'ozone. On ne connaît rien de l'action
physiologique de ce gaz. Nous ne pensons pas qu'il
ait une intervention bien active ; cependant c'est un
facteur qui peut ne pas être négligeable.

Disons, avant de terminer ce chapitre, qu'il est
impossible de déterminer la part qui revient à l'action proprement dite du mode statique, et celle qui
revient à ses effets mécaniques.

Parmi les actions physiologiques de l'électricité
statique, celle qui tend à primer toutes les autres,
c'est son action *tonique sur le système nerveux*. Les
actes mécaniques doivent certainement seconder
cette action. Cependant on peut les obtenir avec la
faradisation par exemple, et les résultats ne sont
plus du tout les mêmes. Il faut donc accorder au
mode statique, en quelque sorte liée à sa tension
presque infinie, une *énergie absolument spéciale* à laquelle rien ne peut suppléer.

L'étude que nous venons de faire est une étude

en quelque sorte macroscopique, mais qui laisse toujours pendante la solution de la question du *mécanisme* électro-physiologique *intime*, qui se cache derrière les actions que nous avons analysées. Il semble faire corps avec le mécanisme de la vie elle-même ; et bien souvent l'assimilation des *fluides* électrique et nerveux a été tentée ; bien qu'aujourd'hui l'hétérogénie de ces deux modes d'énergie ne paraisse pas douteuse, lorsqu'on veut descendre au fond de la question, on trouve qu'autant le champ des hypothèses est vaste, autant les théories qu'on peut y découvrir sont fragiles, et peut-être est-ce là l'origine de la pénurie, nous pourrions presque dire du néant dans lequel se trouvent les explications électro-physiologiques. Si intéressante que soit cette question, nous ne pouvons l'aborder dans cet ouvrage. Nous voulons cependant faire connaître à nos lecteurs la conception qui pour nous fournit la meilleure interprétation des phénomènes physiologiques que produit le mode statique et qui du reste s'étend à tous les autres modes.

Nous admettons qu'il existe des liens *étroits* entre l'*électrogénie* de l'organisme, entre une *tension* en quelque sorte *électro-physiologique* et les fonctions, la vie du système nerveux, auxquels nous rapportons tous les actes vitaux. Telle est en quelque sorte la substance de cette conception qui a de sérieux arguments pour se défendre, et qui répond à toutes les questions soulevées par l'électro-physiologie et l'électrothérapie.

Actions thérapeutiques.

14. En dépit des prétentions de quelques spécialistes qui semblent avoir voulu faire de l'électricité statique une panacée universelle, sans doute pour s'éviter la peine d'étudier les autres modes, il n'existe aucune action qui lui soit spéciale.

- Ses actions dérivent en quelque sorte de ses effets électro-mécaniques, et c'est la connaissance approfondie de ces effets qui permet d'en tirer un parti thérapeutique quelquefois remarquable; cependant par son action générale et profondément tonique sur le système nerveux, elle a des indications marquées dans tous les cas où ce système est débilité (mémasthénie, névropathies généralisées, certaines formes d'anémie, etc.), et d'une manière générale dans les affections hystériques; mais, nous le répétons, elle ne possède *aucune* action absolument spéciale. C'est un admirable moyen thérapeutique qui peut réussir là où les autres modes auront échoué, de même qu'il pourra échouer là où les autres modes réussiront, qui peut s'associer avec les modes faradique et continu dans des combinaisons extrêmement précieuses, mais qui aurait tort de prétendre à la première place dans la *trinité électrothérapique*, de même que l'on aurait peut-être tort de vouloir le reléguer à la dernière.

Conseils électrothérapiques.

1° Ne jamais employer d'*emblée* les moyens violents, *ménager* les diverses ressources électro-statiques, n'en utiliser la gamme que progressivement, en se souvenant que les progrès lents sont parfois les plus sûrs.

N. B. A moins toutefois que la méthode que nous appelons perturbatrice ne soit nettement indiquée.

2° Ne jamais prolonger les séances au delà de douze à quinze minutes. Le plus souvent dix à douze minutes suffisent, voire même six à huit minutes;

3° Électriser les régions qui abritent les centres nerveux *même daus le traitement des affections locales;*

4° Ne négliger aucun des points du corps lorsque l'on fait des électrisations généralisées;

5° Les séances journalières au début du traitement sont très utiles, mais au bout d'un mois et demi à deux mois environ, l'effet électrothérapique paraît s'épuiser. A ce moment espacer les séances progressivement, pour arriver à n'en faire qu'une par semaine, et même moins, sauf à revenir, si besoin est, à un traitement plus suivi au bout de quelque temps;

6° Suspendre l'électrisation pendant la période menstruelle, à moins d'indications contraires. Cependant le bain électro-statique peut être continué sans inconvénient;

7° Agir prudemment avec les enfants, mais ne pas craindre de leur appliquer un traitement énergique;

8° S'armer, et armer son malade de patience. Il en est de l'électrisation statique au point de vue général comme de l'électrisation localisée vis-à-vis de certaines paralysies, dans lesquelles les premières contractions musculaires se font attendre quelquefois un mois et demi, deux mois et même plus, ainsi que l'a montré Duchenne (de Boulogne) et qui cependant arrivent à la guérison.

N. B. Nous ne pensons pas qu'aucune raison physiologique ou empirique permette de soutenir, ainsi que l'ont fait quelques électrothérapeutes, qu'il est préférable et même nécessaire de faire l'électrisation *toujours en descendant*.

DIFFÉRENCES PHYSIQUES
DISTINGUANT LES COURANTS CONTINUS ET LES COURANTS INDUITS

Les courants induits sont un choc moléculaire mécanique, les courants continus sont une action chimique en circulation.

Il est impossible de se faire une idée exacte des différences thérapeutiques que l'on peut obtenir par les courants induits et par les courants continus, si l'on ne se rend pas compte des différences physiques qui existent entre ces deux espèces de courants. Comme toute espèce de mouvement moléculaire, l'électricité subit une série de métamorphoses et apparaît avec des propriétés différentes.

Tout courant électrique doit être considéré selon ces deux propriétés : 1° la tension ; 2° la quantité, qui toutes deux font, dans des proportions variables, partie intégrante de tout courant électrique.

Ces deux éléments varient déjà dans les courants induits selon plusieurs conditions, telles que la grosseur et la longueur du fil de la bobine, et aussi, comme nous l'avons vu, selon la nature même de ce fil. Les applications physiologiques et thérapeutiques sont évidemment différentes selon le courant induit employé, et si cette différence existe entre des courants induits, on comprend aussitôt combien elle doit être énorme entre des courants induits et des courants continus.

Ce qui différencie, en effet, avant tout, les courants induits d'avec les courants continus, c'est que les premiers ont toujours une tension très grande relativement à leur action chimique, tandis que les seconds ont moins de tension et beaucoup plus d'action chimique. Enfin, outre cette différence considérable qui domine toutes les applications des courants électriques, il y en a d'autres qui ont peut-être encore plus d'importance au point de vue médical.

Ces différences dépendent de la durée, de la direction, de la localisation des courants électriques et de leur genre d'excitation.

Durée. — Le courant induit est toujours d'une très courte durée, le mouvement moléculaire qu'il produit est toujours rapide et brusque; il est de $0^s,0042$ pour le courant d'ouverture, et de $0^s,0114$ pour le courant de fermeture.

Pour les courants continus, il est impossible, avec nos appareils ordinaires, d'obtenir un temps aussi court. La durée d'action des courants continus agit toujours au moins pendant un 20me de seconde.

Comme l'excitation du muscle ou du nerf dépend surtout de la rapidité des variations dans l'intensité des courants, il s'ensuit évidemment que l'excitation produite par les courants induits est bien plus forte que celle que déterminent les courants continus.

Par contre, dans certains cas, lorsque les nerfs et les muscles ont perdu une partie plus ou moins grande de leur irritabilité, ils ne sont plus excités que par une action un peu prolongée ; les courants continus ont alors une influence bien plus marquée que les courants induits. C'est, en effet, ce que l'on observe dans certains cas de paralysie périphérique.

DIRECTION. — On sait que, dans toute bobine, le courant produit au moment de l'entrée est en sens inverse de celui qui a lieu au moment de la cessation du courant. Il y a donc, à chaque contact du trembleur, ou chaque fois qu'on détermine la production des courants induits, deux courants ayant une direction différente. Le courant induit qui a lieu au moment de la fermeture du courant est de sens inverse du courant de la pile ; celui qui a lieu au moment de la cessation du courant est de même sens que celui de la pile.

Ces deux courants diffèrent encore par leur intensité ; celui d'ouverture est le plus énergique. Sa force est à celle du courant de fermeture comme 6 est à 1.

Pour les courants continus, on agit au contraire avec un courant qui a toujours la même direction, et qui a pour particularité importante d'avoir toujours une direction déterminée et définie ; il circule du pôle positif au pôle négatif.

Dans tous les cas, tandis que les courants induits déterminent, chaque fois qu'ils se produisent, des courants de sens inverse, les courants continus

n'ont, pendant tout le temps de leur application,
qu'une seule et même direction.

Il y a de plus dans la circulation du courant un
vrai transport matériel, que l'on démontre très facilement. Si deux vases remplis du même liquide sont
séparés par une membrane poreuse b (fig. 75) ou
un vase poreux qui, à l'état ordinaire, permet d'établir un niveau identique des deux côtés, et si l'on fait
passer un courant dans ces liquides de manière à

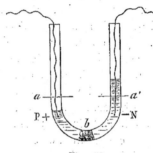

Fig. 78.

mettre le pôle positif P dans un des deux liquides et
le pôle négatif N dans l'autre, on voit qu'il y a aussitôt une différence de niveau en faveur du liquide où
plonge le pôle négatif (fig. 75). Le niveau du liquide,
qui était avant l'expérience à $a\,a'$, arrive au bout de
quelque temps à avoir des niveaux différents. Du
côté du pôle négatif N il y a une colonne de liquide
bien plus grande, et cela malgré l'équilibre naturel
que tend à prendre le liquide. Il y a donc transport
du pôle positif au pôle négatif, et ce transport peut

avoir lieu même en sens inverse des phénomènes d'endosmose.

Il existe un circuit continu dans le courant de la pile, avec une direction déterminée et définie, ayant la propriété d'entraîner avec lui les parties matérielles qui forment ce circuit. Nous devons insister sur ces points, car le corps humain est mauvais conducteur de l'électricité; et cette action de transport est d'autant plus marquée que le courant passe à travers des corps qui offrent plus de résistance.

LOCALISATION. — Les courants induits pénètrent profondément dans les tissus, grâce à leur tension très grande; mais, et c'est là un fait qui est un peu en opposition avec les lois physiques, les courants continus, malgré leur tension plus faible, ont une action plus étendue et plus profonde.

Nous avons pu démontrer ce fait chez des femmes atteintes d'anesthésie. En enfonçant des aiguilles de platine, communiquant avec un galvanomètre, dans l'avant-bras, et après avoir laissé l'aiguille du galvanomètre revenir au zéro, on obtenait une déviation assez marquée en électrisant avec des courants continus la partie supérieure du cou, et même l'épaule du côté opposé.

Cette expérience prouve bien la diffusion des courants électriques, et elle démontre que dans les tissus organiques l'influence d'un courant galvanique se propage en tous sens, et que le courant ne reste jamais limité entre les deux électrodes.

En résumé, les courants induits peuvent être

localisés facilement, tandis qu'il n'en est pas de même pour les courants continus.

EXCITATION. — L'excitation, c'est-à-dire l'action directe du courant électrique sur les muscles et sur les nerfs, est loin d'être identique pour les courants continus et les courants induits, et cette différence existe même lorsque l'on considère uniquement les excitations qui ont lieu au moment de la fermeture et au moment de l'ouverture des courants continus ou constants. Aussi nous allons indiquer en premier lieu les différences qui existent entre les courants induits et les courants de la pile interrompus, puis seulement nous apprécierons les différences qui résultent de la continuité du courant (1).

La plupart des médecins se figurent en effet que l'interruption pour les courants induits, et la continuité pour les courants continus ou constants, sont la seule différence qui distingue ces deux espèces de courants électriques.

Il n'en est rien, et déjà les courants continus interrompus, ou courants labiles, ont des propriétés autres que les courants induits, qu'on appelle encore quelquefois improprement courants interrompus.

Duchenne revient à plusieurs reprises sur l'analogie qu'il y a entre les courants interrompus in-

---

(1) On désigne souvent les courants continus ou constants par *courants stabiles* lorsque les rhéophores restent fixes et que l'on ne détermine aucune interruption, et l'on donne le nom de *courants labiles* à ces mêmes courants lorsqu'on promène un des pôles sur la peau, ou qu'on interrompt de temps en temps le courant.

duits et les courants interrompus galvaniques ou
courants labiles. Malgré son autorité, nous le répétons, alors même qu'il y a des interruptions dans
les deux cas, *il n'y a aucune analogie entre ces courants.*

Mais nous devons ajouter que tout ce que nous
disons à propos des courants continus s'applique
à des courants fournis par des piles ayant fort peu
d'action chimique et peu de force électro-motrice.

Un des grands reproches que fait Duchenne aux
courants continus et qu'il reproduit à chaque instant est de déterminer des actions calorifiques,
des actions électrolytiques puissantes sur la peau,
des eschares et des sensations pénibles. Or jamais
rien de pareil ne doit se produire avec des appareils bien choisis et d'un usage réellement médical,
surtout si l'on ne prolonge pas outre mesure la
durée de l'électrisation. Tous ces reproches sont
donc sans valeur, car ils ne s'appliquent qu'à des
méthodes empiriques et à des modes opératoires
qu'il est facile de modifier.

Nous avons déjà vu que les courants induits ont
une durée excessivement faible, que le courant induit d'ouverture n'a lieu que pendant 0,0042 de
seconde, tandis que toujours le choc d'ouverture
ou de fermeture du courant continu dure un temps
beaucoup plus long. Lorsque, par des artifices de
construction, on modifie l'interruption des courants
induits, de manière à la rendre moins brusque, ou
lorsqu'on se sert des appareils électro-magnétiques,
où la formation et la cessation du courant ont lieu

10.

graduellement, l'excitation sur les nerfs est également moins forte et moins vive.

Ainsi plus un courant est de courte durée, plus l excitation qu'il produit est forte. Ce fait, comme nous l'avons déjà dit, s'explique par cette loi d'électro-physiologie : l'excitation d'un nerf ou d'un muscle dépend moins de la valeur absolue de la tension d'un courant que de la modification de cette valeur d'un moment à l'autre.

C'est dans cette propriété qu'il faut chercher l'action si énergique des courants induits ; car ceux-ci naissent et s'éteignent avec une extrême vitesse, et par conséquent changent rapidement et brusquement l'état moléculaire du nerf ou du muscle.

Par contre, dans certains cas, un courant de durée très courte n'agira plus sur les muscles, dont l'excitabilité est diminuée et ne peut être réveillée que par une excitation de longue durée ; aussi, dans ces cas, tandis que les courants induits ne peuvent provoquer aucune contraction, les courants continus ont encore une action des plus manifestes. Nous verrons que dans certaines affections c'est en partie à cette cause qu'il faut attribuer la différence d'action des courants induits et des courants continus.

D'un autre côté, avec les appareils ordinaires, l'excitation déterminée par les courants induits n'est jamais simple, car elle est formée par le courant de fermeture, et celui d'ouverture, qui se suivent si rapidement qu'ils se confondent la plupart du temps.

Pour le courant de la première hélice ou extra-courant, le courant de fermeture est excessivement

faible, et il peut être négligé, mais il n'en est pas
de même pour le courant de la seconde hélice. Il y
donc, à ce point de vue, une différence impor-
ante entre le courant de la première hélice et celui
de la seconde hélice, différence qui influe évidemment sur les actions physiologiques et thérapeutiques, et dont jusqu'à présent on n'a point tenu
compte.

Cette double excitation a une grande influence
en pratique, car plus les deux courants sont rapprochés, plus l'impression sur les nerfs et sur les
muscles est vive et douloureuse.

Dans la plupart des appareils électro-médicaux,
les fabricants cherchent à réunir tous les courants
de la bobine, car les acheteurs sont persuadés que
plus l'appareil donne une impression vive, meilleur
est l'appareil.

Nous avons, dans ce même ordre de recherches,
pu constater, au moyen des appareils électriques
dans lesquels nous pouvions régler mathématique-
ment le nombre des interruptions (voir p. 00,
05), qu'il y a une différence très grande dans la
sensation et dans l'excitation musculaire, selon le
nombre des courants produits dans l'unité de
temps.

Ainsi un courant induit *qui est très douloureux
quand il y a dix à vingt-cinq excitations par seconde
devient très tolérable lorsqu'on ne fait qu'une à deux
interruptions par seconde*. Avec une interruption par
seconde, on peut facilement supporter les courants
les plus forts, et l'on comprend combien ce fait est

avantageux lorsqu'on veut examiner l'état de la contractilité musculaire chez des personnes très irritables ou chez des enfants.

Si nous considérons maintenant les différences qui existent entre les courants induits et les courants continus pendant leur passage constant, on trouve qu'elles sont tellement tranchées, qu'il n'y a plus aucune confusion à faire. En effet, le courant induit agit pendant le temps infiniment court de son passage, puis tout rentre au repos. Il produit à chaque instant de son passage une excitation plus ou moins vive, et détermine comme un choc moléculaire. L'un, le courant induit, agit presque uniquement comme excitant mécanique, tandis que l'autre, le courant continu, pénètre plus lentement mais plus profondément dans l'intimité des tissus, agit chimiquement ou du moins favorise les orientations moléculaires et les combinaisons chimiques.

L'application des courants continus a pour résultat de ne déterminer d'excitation réelle qu'au moment de la fermeture et de l'ouverture de ces courants; pendant tout le temps que le courant est maintenu, l'état moléculaire des nerfs et des muscles reste en équilibre. C'est pendant ce temps silencieux où rien ne paraît agir, où les organes sont dans un repos apparent, que l'action principale du courant continu se fait sentir dans l'intimité des tissus; c'est en ce moment que se produisent les effets électrolytiques, les phénomènes de transport et les influences d'orientation, toutes choses qui n'existent jamais avec les courants induits.

On ne saurait non plus assimiler un courant induit, comme l'ont fait quelques médecins, à un courant continu, par cela seul que la sensation éprouvée par l'un et par l'autre de ces courants est, dans quelques cas, la même, ou paraît être la même. Ce moyen de comparaison est toujours entaché d'erreur, et les médecins surtout devraient se rappeler combien nos sensations sont souvent fausses, lorsque, par exemple, le froid extrême et la forte chaleur donnent tous deux la même impression. Dans tous les cas, jamais un courant induit, si faible qu'il soit, ou si rapprochées que soient les interruptions, ne pourra être autre chose qu'une série de petites excitations, et jamais il n'aura la moindre analogie avec un courant continu.

De la différence d'action des courants induits et des courants continus sur les tissus organiques considérés comme conducteurs.

A côté des différences que nous venons d'indiquer et qui dépendent de la source et du mode de production de l'électricité, il nous reste à examiner brièvement les modifications qu'éprouvent et que déterminent les divers courants lorsqu'ils traversent les tissus.

Le corps humain est formé de substances liquides ou semi-liquides, dont l'ensemble offre beaucoup de résistance au passage des courants électriques. Ceux-ci, selon leur nature, agissent diversement sur la résistance et sur les phénomènes chimiques que présente l'organisme.

Les courants induits ayant une grande tension traverseront très facilement les tissus, y détermineront un ébranlement moléculaire, mais ils n'auront aucune action chimique.

Quant aux courants continus, non seulement ils ont une action chimique très marquée, mais on doit en même temps retrouver, dans ces cas; les phénomènes que l'on observe lorsqu'un courant est lancé dans un corps résistant. Si nous comparons, par exemple, la résistance du corps humain à celle d'un long fil de cuivre, nous sommes amené à rechercher si, comme nous l'avons vu pour une bobine métallique, il ne se forme pas, au moment de l'interruption, un extra-courant; comme cela existe pour la bobine, nous devons retrouver dans les tissus une excitation plus forte à l'ouverture qu'à la fermeture du courant.

Dans le passage du courant à travers l'organisme aucun de ces phénomènes n'a lieu, et c'est au contraire le courant de fermeture et non celui d'ouverture qui détermine l'action la plus énergique, et même souvent la seule que l'on puisse constater.

Pour comprendre ce fait, il faut savoir que la rupture du courant ne détermine d'action énergique que sur les corps dont les molécules sont très mobiles, homogènes, vibrant facilement, et surtout n'ayant pas par elles-mêmes de mouvements propres. Aucune de ces conditions ne se trouve dans l'organisme, et les variations de tension et d'orientation s'y font très lentement; la vitesse de l'influx nerveux en est une preuve; lorsqu'on la

compare à la vitesse de l'électricité et même du son.
Néanmoins, et cela est une conséquence logique,
c'est dans les tissus qui peuvent le plus rapidement
modifier leur état moléculaire, que la rupture du
courant a le plus d'action. Sous ce rapport, le système nerveux, et surtout les nerfs sensitifs et les
nerfs spéciaux des sens, sont les plus excitables
par la rupture du courant. Aussi, lorsqu'on électrise un nerf, surtout le nerf optique, il faut bien
faire attention à l'excitation très vive qui a lieu au
moment de la cessation du courant. Il faut, dans
ce cas, ne jamais enlever les rhéophores brusquement. Il en est de même lorsqu'on électrise les
ganglions cervicaux ou la partie supérieure de la
moelle : les syncopes ou les étourdissements se
produisent au moment de la rupture rapide du
courant.

Il y a encore une autre cause qui modifie la production de l'extra-courant dans les tissus organiques, c'est la formation d'un *courant de polarisation.*

Courant de polarisation. — On entend par courant de polarisation le courant qui se forme après la
cessation du courant proprement dit, et qui a lieu
toujours en sens contraire du courant principal.

Parmi les métaux, le plomb et le platine jouissent principalement du pouvoir d'engendrer des
courants de polarisation, et un certain nombre
d'appareils, parmi lesquels nous citerons l'appareil
de Thomsens et la pile de Planté, sont fondés sur
cette propriété spéciale du plomb et du platine.

On peut dire d'une manière générale que tout

corps mauvais conducteur, et décomposable élec-
trolytiquement, donnera lieu à des courants de polarisation, chaque fois qu'il aura été traversé par
un courant électrique.

Le corps humain remplit essentiellement ces

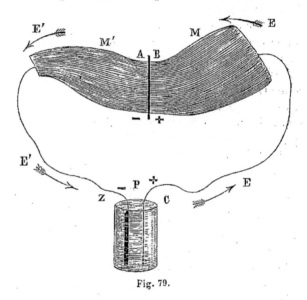

Fig. 79.

conditions, car il est mauvais conducteur et renferme des substances facilement décomposables.
Aussi il s'y forme des courants de polarisation très
intenses que nous avons eu l'occasion de constater
dès nos premières recherches.

Il y a même peu de substances donnant lieu
aussi rapidement et aussi énergiquement à des

courants de polarisation que les tissus organiques.
Nous l'avons constaté plusieurs fois chez l'homme,
et il est très facile de s'en rendre compte par l'expérience suivante.

Soit un muscle MM' (fig. 79) sectionné du point

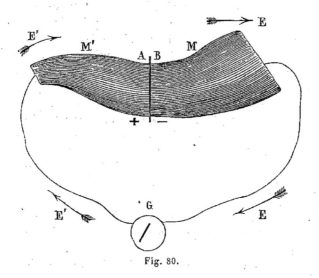

Fig. 80.

AB et traversé par un courant provenant de la
pile P, et allant, comme l'indique la flèche, dans
le sens EMBAM'E'; dès qu'on cessera le courant et
qu'on fera passer les fils par un galvanomètre G
(fig. 80), on obtiendra une déviation de l'aiguille du
galvanomètre, qui indiquera que, malgré la cassa-
tion du courant de la pile, il existe encore dans le
circuit un courant, mais de sens opposé, c'est-à-

dire qu'il sera dirigé actuellement selon E'M'ABME.

Ces courants ont une durée assez longue : nous les avons vu persister pendant plus d'un quart d'heure chez l'homme ; leur énergie et leur durée dépendent de l'intensité du courant primaire.

Ces courants de polarisation peuvent même être beaucoup plus forts que les courants primaires, car, comme dans la pile de Planté, il se forme une accumulation de la force électrique qui, se dégageant au moment de la cessation du courant primaire, donne lieu à des phénomènes plus considérables que ceux que provoquait ce dernier courant.

Ces courants de polarisation, dont la plupart des auteurs ne se sont point préoccupés, sont de la plus grande importance dans les recherches électro-physiologiques, car on comprend qu'il faut tenir compte, dans l'action d'un courant sur un nerf, non seulement du courant que l'on fait agir directement, mais encore de celui qui se produit dans l'intimité des tissus, aussitôt après la cessation du courant extérieur.

Au moment où l'on enlève les rhéophores d'un tissu organique, il y a donc non seulement rupture d'un courant, mais encore formation d'un autre courant, courant de sens inverse, et qui, selon les cas, est plus faible, égal ou supérieur au courant primitif.

C'est principalement pour avoir méconnu l'existence de ce courant de polarisation que beaucoup de physiologistes et toute l'école allemande ont proposé tant de théories sur l'état électrique des nerfs et sur les alternatives de l'excitabilité.

Résumé. — Les courants continus sont produits
par l'action lente de la décomposition de sels ou de
métaux. Leur origine est toute chimique, aussi
leurs propriétés sont-elles du même ordre. Ils
n'ébranlent point aussi violemment les corps sur
lesquels ils agissent, mais ils les modifient peu à
peu en activant les propriétés chimiques. Cependant ce n'est point là leur action exclusive, car
ils ont également cette autre propriété de tous les
courants électriques de déterminer dans les corps
qu'ils pénètrent un état moléculaire particulier dit
de polarisation. Les corps électrisés acquièrent
ainsi des propriétés nouvelles qui sont de la plus
grande importance au point de vue de leur fonctionnement.

Mais, tandis que les courants d'induction (qui sont
forcément des courants interrompus) mettent les
corps qu'ils traversent dans cet état particulier au
moment de leur passage, et les laissent revenir à
leur état primitif pendant chaque interruption, c'est-
à-dire changeant plusieurs fois par minute l'état de
polorisation d'un corps, les corps provenant
directement de la pile maintiennent les corps pendant tout le temps sous cette même influence sans
produire de changements brusques et fréquents de
polarisation. Nous comparerons volontiers ces deux
actions à celle que l'on exerce lorsqu'on veut com-
primer un corps quelconque. L'action sera plus
rapide et plus violente en agissant à coups redou-
blés; elle sera plus lente, mais aussi plus régulière

en agissant avec une pression constante et continue. Nous n'avons pas besoin, d'ailleurs, de
chercher des comparaisons en dehors des pheno-
mènes électriques, car ceux-ci nous indiquent fort
bien cette différence d'action des courants d'induction et des courants continus. C'est ainsi que pour
aimanter d'une manière durable et régulière un
barreau d'acier, il faut employer un courant continu et non des courants d'induction. Cet autre fait
est encore plus caractéristique. Les fils conducteurs,
traversés souvent par des courants électriques,
finissent par devenir très cassants; mais cela est
beaucoup plus fréquent, et n'est vrai, pour ainsi
dire, que pour les fils traversés par des courants
d'induction. Les changements moléculaires qui ont
lieu à chaque interruption, finissent par ébranler
et par modifier la structure de ces fils métalliques.

Nous voyons donc que les courants d'induction
agissent surtout mécaniquement, et qu'ils changent à chaque instant l'état de polarisation, tandis
que les courants continus agissent chimiquement,
que, d'un autre côté, ils électrisent les corps plus
régulièrement et y maintiennent pendant tout leur
passage le même état de polarisation.

De la durée et des modes d'électrisation.

Les modes d'application, la durée, la force du
courant, etc., dépendent évidemment de chaque
cas, et il est impossible de donner des lois générales s'appliquant à tous les cas indistinctement.

Cependant il est toujours utile d'agir avec les
courants continus directement sur les centres nerveux, même dans les lésions périphériques. C'est là
le moyen le plus sûr d'avoir une action prompte et
énergique. Dans nos recherches physiologiques,
nous avons toujours observé que les effets étaient
bien plus manifestes lorsqu'on applique les courants
sur les centres, que lorsqu'on les applique directement sur les organes périphériques. C'est ainsi que
les mouvements des intestins sont influencés bien
plus énergiquement par l'électrisation des centres
nerveux que par l'électrisation locale. Il en est de
même pour la contractilité artérielle, pour les
spasmes et pour les phénomènes d'irritation locale.

Dans la partie clinique, nous indiquerons d'ailleurs, pour chaque cas, le lieu d'application des
rhéophores.

Dans l'application des courants induits, il est,
au contraire, presque toujours nécessaire de n'é-
lectriser que les parties périphériques, et c'est avec
raison que Duchenne a appelé ce mode d'application, électrisation localisée.

L'intensité du courant doit varier selon les cas,
depuis celle fournie par quatre éléments jusqu'à
cinquante et même soixante éléments. Mais, en règle générale, il faut que la sensation ne soit jamais
douloureuse, et qu'elle puisse être supportée par
les malades. On peut même employer des courants
assez intenses, mais seulement dans des cas où
l'on agit sur des paralysies périphériques, sur des
atrophies musculaires, sur des contractures, sur

des anesthésies, et même dans quelques cas d'affection chronique de la moelle : en un mot, dans tous les cas où il n'y a aucun danger à exciter la peau et la circulation.

Il n'en est plus de même dans les cas de névralgie, d'irritation spinale, lorsqu'on agit près de la tête ou sur la tête. Dans ces cas il faut que la sensation soit à peine perçue par le malade, et c'est surtout alors que le galvanomètre est d'une grande utilité, car lui seul doit indiquer que le courant traverse les tissus.

Toutefois il y a des limites forcées dans la modération et dans la durée du courant, et la méthode dite des courants permanents est loin d'offrir des avantages réels. Hiffelsheim, dans sa pratique, avait employé dans les premiers temps ce mode d'électrisation, et il se servait dans ce but des chaînes de Pulvermacher. Mais, vers la fin de sa vie, il avait complètement renoncé à ce procédé, et il préférait se servir des courants provenant des piles ordinaires et dont l'application était moins longue.

M. Lefort a conseillé les courants permanents, et il est disposé à leur reconnaître une action différente des courants continus de durée moindre. Nous ne pouvons entrer ici dans cette discussion, mais nous ferons seulement observer qu'aucun fait physiologique ne prouve qu'il y ait une action différente entre un courant de 2, 4, 6 éléments appliqués pendant un ou plusieurs jours, et un courant de 8 à 50 éléments appliqué seulement de temps en temps. De

plus, il n'est aucun des cas signalés comme avan
tageusement traités par les courants permanents,
que nous n'ayons vu guérir aussi bien et même plus
rapidement avec les courants continus temporaires.

Pour les troubles du corps vitré, par exemple,
que M. Lefort a fait disparaître par l'application
constante de courant de 2 à 3 éléments à travers
la tête, nous avons obtenu des résultats aussi nets
et aussi prompts en ne faisant tous les jours qu'une
application de 5 à 10 minutes avec un courant de
8 à 12 éléments, et nous avons fait publier ces faits
par M. le Dr Canus dans un journal de médecine
(*France médicale*) trois mois avant que M. Lefort
n'ait présenté ses observations. M. Giraud-Teulon,
dans les mêmes conditions, vient de publier des
cas de succès.

Nous ajouterons encore que dans tous les pays,
les médecins qui s'occupent d'électrothérapie ont
abandonné l'emploi des courants permanents. Leur
emploi est en effet rejeté par Althaus, Baierlacher,
Beard, Benedict, Bianchi, Brenner, Clemens, Erb,
Erdmann, Meyer, Remack, Reynolds, Rœkwell, Ro-
senthal, Ziemssen, etc.

Il est évident, d'un autre côté, que c'est une idée
fausse de croire que l'électricité agit et guérit en
tant qu'électricité; elle ne fait que provoquer les
phénomènes physiques et physiologiques de l'organisme, et son action est, pour ainsi dire, indirecte. Aussi son influence n'agit pas seulement
pendant le temps de son application, mais elle se
continue par les modifications qu'elle a suscitées :

sauf dans quelques cas de contracture, nous croyons
donc qu'il n'est point utile d'avoir recours aux courants permanents. Nous ferons de plus remarquer
que le courant dans ces conditions n'est même pas
constant car la conductibilité de la peau varie certainement d'un moment à l'autre, à mesure que l'é-
piderme est plus ou moins humecté ou qu'il est
détruit, comme cela arrive presque toujours.

On sait, en outre, que les courants électriques
agissent surtout par leur tension ; or la tension de
trois à quatre couples de Daniel est presque insi-
gnifiante. Elle ne commence à avoir réellement
d'action, avec un si petit nombre d'éléments, que
lorsque l'épiderme est enlevé, mais alors on détermine fatalement des escharres.

Le seul avantage de ce procédé, c'est que l'on
peut, pour ainsi dire, abandonner l'électricité à
elle-même, et qu'on n'est point obligé de maintenir
soi-même les rhéophores. Mais cela n'est avantageux que pour le médecin et non pour le malade.
Il est nécessaire, au contraire, que le médecin soit
constamment présent à l'application des courants
électriques et que ce soit lui-même qui maintienne
les tampons. C'est à lui de savoir la pression nécessaire, le point spécial qui doit être électrisé, les
trajets des nerfs ; de surveiller, de diriger, en un
mot, tous les détails.

On ne se figure pas combien ces conditions, qui
paraissent insignifiantes, sont, au contraire, d'une
réelle importance surtout pour les malades impres-
sionnables et délicats. Sous ce rapport, il y a des

différences dont il est nécessaire de tenir compte, et l'on ne peut pas toujours prendre pour règle les faits observés sur les malades des hôpitaux. Il faut avoir la science nécessaire et l'expérience voulue, aussi bien pour appliquer un tampon d'un appareil électrique, qu'en hydrothérapie il est utile de savoir manier le jet d'eau, et personne ne soutiendra qu'il est indifférent que la douche soit donnée au hasard ou qu'elle soit administrée par un médecin expérimenté. Il en est de même en électrothérapie, et, si fastidieux que soit ce mode opératoire, il faut l'accepter, sous peine de ne faire qu'un traitement incomplet.

Ce n'est pas à dire pour cela que les courants très faibles et appliqués pendant plusieurs heures consécutives n'aient point d'action thérapeutique. De même que pour les courants des machines à frottement, *la question se réduit uniquement à savoir quel est le meilleur procédé :* est-ce celui qui consiste dans des courants faibles et permanents, ou celui qui consiste dans des courants plus énergiques et dont la durée varie de 5 à 30 minutes?

Chez plusieurs malades, nous avons essayé l'emploi des courants permanents, et presque chez tous nous avons constaté une excitation assez considérable après quelques heures d'application; le sommeil est plus troublé, et il survient quelquefois un petit mouvement fébrile.

Si nous tenons encore compte de l'ennui et souvent de la douleur et de la cicatrice durable que déterminent les escharres produites par les courants

11.

permanents, nous ne voyons pas vraiment en quoi
il serait bien utile de les employer. D'ailleurs, nous
le répétons, ces courants n'ont aucune indication
spéciale, et l'on guérit, aussi bien, plus rapidement
et souvent uniquement avec des courants temporaires, qui n'ont aucun de ces inconvénients et qui
ne demandent comme appareil que quelques piles
de plus, et de la part du médecin un peu plus de
temps et un peu plus de soins.

Il est néanmoins des cas où les malades ou des
personnes étrangères aux sciences médicales peuvent appliquer elles-mêmes les courants électriques,
et où il est désirable de leur mettre entre les mains
des appareils qui donnent un courant modéré, et
dont la durée d'application puisse être assez longue
sans inconvénient. Dans ces cas ce sont encore les
chaînes de Pulvermacher (fig. 81 et 82) qui constituent le meilleur appareil.

Ces chaînes ont, en effet, l'avantage d'un maniement facile et d'un fonctionnement très prompt. Le
courant qu'elles fournissent est d'une intensité modérée et très suffisante; de plus il est produit par
un grand nombre de petites piles, qui ont une action chimique faible, et en outre, ce que nous préférons, une tension assez considérable. C'est évidemment pour les courants permanents, l'appareil qui se rapproche le plus des conditions que
l'on cherche à obtenir dans les appareils ordinaires.
Les chaînes de Pulvermacher sont formées de fils
de cuivre et de zinc séparés les uns des autres par
des fils de chanvre ou de soie. Il suffit de les plonger

dans du vinaigre ou de l'eau salée, pour obtenir

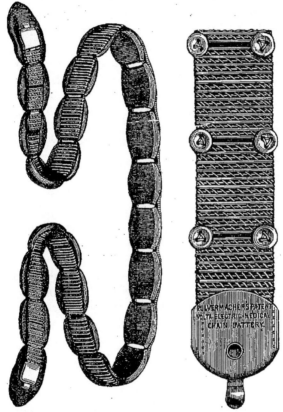

Fig. 81. — Chaîne de Pulvermacher.   Fig. 82.

aussitôt la formation du courant; la seule transpiration peut même suffire à établir un courant fai-

ble, il est vrai, mais encore assez sensible. — Les chaînes ont deux modes d'application : les unes qu'on laisse suspendues et éloignées du malade, et dont on renouvelle le courant au moyen de fils conducteurs qui viennent se relier à des tampons, les autres, qui (fig. 81) sont mises directement en contact avec la peau et enroulées autour du corps ou des membres. Celles-ci sont munies sur une de leurs faces de morceaux de laine qui protègent l'épiderme du contact direct des métaux et que l'on imbibe d'eau salée et acidulée, pour laisser passer le courant. Les chaînes extérieures fonctioneent près de trois heures de suite, et c'est même là un avantage, car le malade peut s'endormir sans avoir la crainte de rester plusieurs heures sous l'influence du courant, et, ce qui arrive presque toujours avec les piles ordinaires, de se réveiller, avec une escharre plus ou moins étendue. Au point de vue de la nature du courant comme au point de vue pratique et de commodité, les chaînes de Pulvermacher pourront donc être employées de préférence aux autres piles, lorsqu'on voudra avoir recours aux courants permanents.

Métallothérapie. — Aimants.

Depuis la publication de la première édition de cet ouvrage, on a beaucoup parlé de courants faibles et permanents, et de l'influence des plaques métalliques. Comme nous l'avons dit dès la première communication faite à la Société de biologie par M. Burcq et par M. Charcot, ces influences ne

sont que le résultat de courants électriques très
faibles, les uns produits par l'action du métal qui
s'oxyde toujours, et les autres, qui sont le résultat
des courants électro-capillaires des tissus organiques. Quelque temps après, M. Regnard confirma
cette manière de voir. — Il en est de même pour les
aimants, et M. le Dr Debove a reconnu qu'il n'y avait
là qu'une action analogue à celle des courants continus faibles. Ce que nous avons dit plus haut, dans la
première édition et avant que l'on ne vînt à prôner
les aimants et les applications de métaux, peut donc
s'appliquer complètement à ces derniers procédés.

Oui, dans certains cas, et surtout, comme nous
l'avions dit et même souligné, dans quelques cas de
contracture, des courants très faibles et longtemps
prolongés ont une action favorable, et plus favorable que les courants plus intenses et de courte durée. Mais de là à ériger en doctrine ces applications,
il y a loin. Ce n'est vraiment que par cette disposition naturelle de tous les esprits et même des esprits
scientifiques, à s'enthousiasmer facilement pour ce
qui est nouveau et pour ce qui a un côté merveilleux, que l'on peut expliquer l'engouement du public médical. En somme, qu'est-ce qu'on a prouvé
et qu'est-ce qu'on a découvert ?

Je ne parle, bien entendu, que des applications
des aimants, et de la métallothérapie en tant qu'a-
gent électrique, et je ne veux en aucune façon criti-
quer ou exposer la vraie doctrine de la métallothérapie, c'est-à-dire l'action interne des métaux selon
la susceptibilité des malades. C'est là une question

toute différente, que nous n'avons pas à examiner
ici ; celle-ci, qu'on nous permette cette expression, est une question plutôt de foi que de raisonnement, et, dans tous les cas, elle n'a rien à faire
avec l'électrothérapie, puisque son auteur lui-
même tient beaucoup à l'en séparer, et s'élève,
ainsi que ses disciples, à des considérations thérapeutiques d'un ordre tout différent. C'est pourquoi, dans la première édition de cet ouvrage,
nous avons passé sous silence ces divers faits, et si
nous y revenons aujourd'hui, c'est parce que nous
devons signaler au moins sommairement des travaux de toute espèce qui ont été publiés sur ce
sujet.

En lisant quelques-unes des observations qui ont
été publiées, on dirait vraiment qu'une panacée
merveilleuse vient d'être découverte, et que toutes
les paralysies les plus rebelles sont guéries comme
par enchantement par l'application de métaux ou
d'aimants.

Or, si on analyse ces observations et surtout si on
examine les malades, on ne tarde pas à reconnaître
que presque tous ces malades sont des hystériques,
et presque toujours les mêmes hystériques, chez
lesquels on obtient des effets évidemment curieux,
mais qui n'ont rien de si miraculeux, et qui souvent
même sont passagers.

Ajoutons néanmoins que quelques observations,
mais assez rares, ont été prises chez des hommes ;
mais ici toutes se rapportent à des faits d'hémianes-
thésie, ou de paralysies ou de contractures avec

troubles de la sensibilité (1). C'est là le point essen-
tiel, car, comme nous l'avons déjà dit pour l'électricité statique, tous les symptômes de sensibilité
cutanée sont puissamment modifiés par ces diverses
applications. Cela est tellement vrai, que tout ce qui
influe soit sur la sensibilité cutanée, soit sur celle
des sens spéciaux (lumière, son) produit les mêmes
effets. On a obtenu avec des lames de bois et à plus
forte raison avec du collodion (2) des résultats
identiques ; d'un autre côté, et cela indique bien le
mode d'action, les vibrations mécaniques ont la
même influence.

Ces divers procédés sont donc excellents pour
agir sur la sensibilité, et, dans tous les cas, ils sont
d'une simplicité remarquable.

Les métaux employés sont : le fer, le cuivre, le
zinc, l'or, l'étain, l'argent, le platine, et quelques
alliages tels que le laiton et l'acier. La seule difficulté est de rechercher le métal auquel correspond
l'idiosyncrasie du malade.

M. Burcq se sert d'une sorte de bracelet composé
de plusieurs pièces de métal renouées par un ruban
et l'applique sur les régions insensibles, et en général sur l'avant-bras. On explore de temps en temps
la sensibilité avec une aiguille, et au bout d'un temps

(1) La faradisation cutanée a été employée depuis longtemps pour
des troubles de ce genre, et avec un succès peut-être plus constant.
Dans tous les cas, la faradisation cutanée a l'avantage d'une plus
grande facilité dans le procédé opératoire.

(2) Voir le Mémoire du docteur Seure : *Recherches sur les propriétés électriques du collodion simple desséché*. Voir également les
expériences de M. Ziégler (de Genève).

plus ou moins long, le malade perçoit des piqûres. En même temps il y a augmentation de la circulation, de la chaleur et de la force musculaire.

Les aimants, qu'employait déjà Mesmer, sont maintenus à distance d'au moins un centimètre. Ils peuvent être remplacés par des électro-aimants et des solénoïdes.

M. Maggiononi en Italie, M. Vigouroux en France, ont fait des expériences nombreuses sur l'influence des aimants (1). Mais, comme nous l'avons dit plus haut, les symptômes sur lesquels on a quelque action sont ceux qui dépendent des troubles de la sensibilité. Dans des affections moins superficielles et moins incertaines, on n'a guère de résultats.

Il est difficile, en effet, qu'un agent qui a si peu d'influence sur l'organisme à l'état normal, puisse avoir une influence considérable dans les états morbides. Or le contact des aimants chez l'homme sain ne détermine rien, et même son action longtemps prolongée ne provoque aucun phénomène. Nous tenons du Dr William Stone, médecin de l'hôpital Saint-Thomas de Londres (communication orale), qu'après avoir lu les différents mémoires publiés en France sur ce sujet, il a voulu étudier sur lui-même ces divers agents, et que pendant plusieurs nuits, il a couché la tête maintenue entre les branches d'un électro-aimant très puissant. Il n'a ressenti absolument aucune différence

(1) Dans la *Revue médicale* (mai et juin 1881) M. le docteur Ed. Fournié a publié une série d'articles qui exposent très bien l'état et l'historique de ces questions.

dans ses impressions, dans sa sensibilité, dans ses
diverses fonctions organiques, etc., qu'il y eût ou
non un courant magnéto-électrique.

En résumé, l'emploi des plaques métalliques, des
aimants, etc., est plutôt du domaine de la patholo-
gie cérébrale que de la thérapeutique proprement
dite; ce sont des phénomènes curieux, que l'on ne
peut produire que dans des cas particuliers, chez
des sujets presque toujours les mêmes, et en effet,
ce n'est même point chez tous les hystériques que
l'on obtient les différentes modifications de la sensibilité et de la motricité, mais seulement chez
quelques hystériques.

Au siècle dernier toutes ces applications avaient
été essayées, et si elle avaient été aussi avantageuses qu'on le dit aujourd'hui, elles ne seraient
certes pas tombées dans l'oubli (1). Nous sommes
persuadé que ces diverses applications, en dehors
des affections hystériques (où tout peut être employé), seront réduites à bien peu de chose. C'est
bien le cas de répéter les paroles de Chomel à ses
élèves : « Ne cherchez pas les faits extraordinaires,
mais au contraire, attachez-vous à connaître les
maladies les plus communes et les plus simples,
et cherchez à les guérir. »

(1) Il y a toujours eu, et il y aura toujours un attrait chez le public
pour tous ces moyens thérapeutiques. Mais il est peu profitable aux
progrès de l'électrothérapie, d'imiter les procédés employés dans ce
but, et d'encourager, pour ainsi dire, l'emploi des bagues électriques, des chapeaux électriques, des bandages électriques, des
corsets ou des peignes magnétiques, etc., etc., et de donner une
apparence de raison à ceux qui mettent leur lit et leurs sièges constamment dans l'orientation magnétique, etc., etc.

MALADIES DU SYSTÈME NERVEUX

NÉVROSES DE LA SENSIBILITÉ

NÉVRALGIES

COURANTS INDUITS. — Deux méthodes, en général, peuvent être employées dans le traitement des névralgies.

L'une dite hyposthénisante, consiste dans l'emploi de courants induits très forts et à intermittences très rapides. On emploie l'extra-courant, et l'on place les électrodes, formées par des éponges humides, la positive, sur le point du nerf le plus rapproché du centre nerveux, la négative sur les branches du nerf qui sont douloureuses.

On conçoit aisément que ces courants doivent, au bout de quelque temps, diminuer l'excitabilité du nerf ainsi électrisé, et par conséquent faire disparaître la douleur. C'est en effet ce qui arrive : dans les premiers instants, la douleur est très vive, mais elle est bientôt remplacée par un engourdissement qui augmente peu à peu et qui finit par être

complet. Mais, quand on cesse l'électrisation, le nerf
recouvre peu à peu son excitabilité, et alors, les
douleurs peuvent reparaître, ce qui, d'ailleurs, a lieu
la plupart du temps.

La seconde méthode, dite révulsive, consiste dans
l'électrisation cutanée. On pratique sur la peau sèche une fustigation électrique très énergique, ou
bien on promène les conducteurs métalliques pleins
sur la région douloureuse, en même temps que
l'appareil marche avec des intermittences très rapides. L'intensité du courant est proportionnée au
degré d'énergie et d'excitabilité du malade; l'opé
ration doit durer de cinq à huit minutes.

Ce mode de traitement, qui donne quelquefois
de bons résultats, peut s'expliquer au point de vue
physiologique. On sait, en effet, que l'électrisation
des nerfs sensitifs détermine un plus grand afflux
du sang, et comme les névralgies sont accompagnées le plus souvent d'une modification dans la
circulation des capillaires il en résulte que l'augmentation et l'accélération de la circulation dans
ces vaisseaux peut faire disparaître les phénomènes
douloureux.

Ce que l'on peut reprocher àces deux méthodes
de traitement, c'est qu'elles sont très douloureuses,
et qu'elles ne sont pas sans offrir quelque danger,
à cause de leur excitation très vive.

Aussi dans presque tous les cas de névralgies,
nous croyons qu'il est préférable d'avoir recours
aux courants continus.

Courants continus. — Il vaut toujours mieux employer des courants à forte tension et à action chimique faible, afin de ne pas trop exciter la peau. Dans ce dernier but, nous nous servons toujours de tampons très larges et humectés avec de l'eau simple. Le mode d'application de ces courants variera suivant le genre d'affection que l'on aura à traiter.

Névralgie faciale.

Dans la *névralgie faciale*, on place le pôle négatif au point de sortie du tronc facial (1, fig. 83) et le pôle positif vers la périphérie de la branche douloureuse : au point 4 dans le cas de névralgie de la branche frontale, affection que l'on confond souvent avec la migraine ; aux point 2 ou 3 dans les cas de névralgie des branches sus-orbitaire et sousorbitaire, et enfin sur le trajet des rameaux buccaux (7), quand la névralgie s'étend ver les nerfs dentaires. Dans ces divers cas on se sert d'un courant de 10 à 12 volts que l'on maintient sans interruptions pendant 6 à 8 minutes (1).

(1) Les auteurs allemands ont employé une notation particulière pour indiquer les réactions qui ont lieu au moment de l'ouverture ou de la fermeture du courant, ils ne mettent que la première lettre qu'ils combinent de diverses façons. Ainsi le pôle positif ou anode s'écrit An, le pôle négatif ou cathode Ka, la fermeture du courant S (*Schliessung*), l'ouverture O (*Oeffnung*) [ici l'initiale est la même pour les deux langues], la secousse faible z (*Zuckung*), la moyenne z, la forte Z, etc. — Grasset a proposé de substituer les initiales des mots français aux mots allemands et le docteur Rueff, dans sa traduction de l'ouvrage d'Erb, a suivi cet exemple ; ces abréviations ne sont réellement des abréviations que pour la personne qui écrit, mais non pour le lecteur ; de plus, elles mêlent dans le texte une série de formules qui le compliquent, et qui ont besoin d'un certain

Tic douloureux de la face.

Dans les cas de *tic douloureux* de la face, on place le pôle positif (tampon assez étroite), sur les troncs nerveux à leur sortie à la face (2, 3 de la fig. 83), et le pôle négatif (tampon ordinaire), sur le

temps et surtout d'une grande habitude pour être lues couramment. On trouve des phrases nombreuses ressemblant à celle-ci où nous avons conservé l'annotation allemande et qui doit énoncer un théorème : « Dans l'excitation du nerf périphérique du cubital, par exemple, avec 6 éléments, il se produit d'abord KaSZ ; mais il n'y aura encore eu aucune secousse à KaO, AnS et AnO. Avec un courant de 10 éléments, cette KaSZ devient plus forte et peut être aussi déjà une non moins faible AnOZ ; avec 12 éléments KaSZ devient très vive. Peut-être prend-elle déjà un faible KaST ; AeSZ et AnOz deviennent plus fortes, la KaO est encore inerte ; avec 14, 16 et 18 éléments, on obtient une forte KaSTe, AnSZ, AnOZ et enfin une KaOZ sensible. » Ce qui, sans plaisanterie, revient à dire qu'avec un courant faible il n'y a de contraction qu'à la fermeture du courant près du pôle négatif, et qu'à mesure que le courant augmente on obtient des contractions à la fermeture et à l'ouverture et près de chaque pôle !

A côté de toutes ces formules dont quelques-unes mêmes ne sont pas bien exactes, combien il est plus facile de se rappeler, ce que nous démontrerons, que le courant descendant ou centrifuge est celui qui détermine le plus facilement les contractions musculaires ! Les médecins ont déjà bien de la peine à se rendre compte des principes physiques fondamentaux de l'électrothérapie, et c'est les rebuter gratuitement que d'encombrer ainsi le langage électro-médical, d'autant plus que, selon la nationalité des auteurs, la formule sera différente : ainsi, dans la plupart des ouvrages français KaS voudra dire secousse de la cathode, tandis que dans les ouvrages allemands cela signifie fermeture de la cathode, et secousse est représentée par Z, ce qui ne veut rien dire en français. Ajoutons à cela un luxe de nouvelles dénominations de farad, d'ampères, de volt, etc., et nos écrits deviendront inintelligibles. Pour notre compte, nous préférons, dans tous les cas, écrire un mot de plus et ne jamais nous servir de ces pseudo-hiéroglyphes ; d'ailleurs tous les auteurs qui les emploient sont toujours obligés de les mettre entre parenthèses, et d'écrire l'explication en toutes lettres.

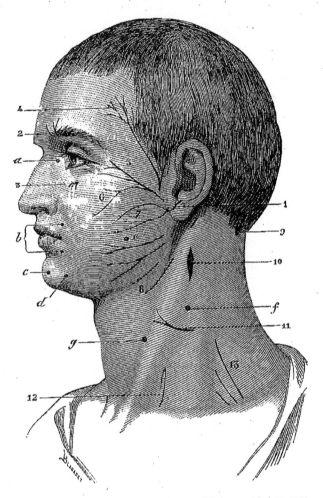

Fig. 83. — 1, tronc facial : — 2, trou sus-orbitaire ; — 3, trou sous-orbitaire ; — 4, branche frontale ; — 5, branche de l'orbiculaire des paupières ; — 6, branche du zygomatique ; — 7, rameaux buccaux du facial ; — 8, rameaux cervicaux du facial ; — 9, nerf occipital ; — 10, ganglion cervical supérieur ; — 11, branche transverse du plexus cervical ; — 12, nerf phrénique ; — 13, plexus cervical.

ganglion cervical, et l'on fait passer sans la moindre interruption un courant de douze éléments pendant 7 à 8 minutes. Lorsque les mouvements de mastication provoquent constamment des douleurs violentes, on fera bien également de mettre pendant 2 à 3 minutes le pôle négatif sur le muscle masséter. Lorsque la guérison a lieu, l'amélioration se déclare dès les premières séances, et le sommeil, qui souvent est impossible ou troublé chez les malades, revient, et c'est là un des meilleurs signes de succès définitif.

Nous ferons néanmoins remarquer que le tic douloureux de la face peut souvent tenir à une cause centrale, et que la guérison de cette affection est très rare. — Sur dix cas que nous avons eu l'occasion de traiter, nous n'avons obtenu de résultats heureux et durables que dans trois cas.

Névralgie occipito-cervicale.

On place le pôle positif sur la nuque, au niveau des premières vertèbres cervicales sur le nerf occipital (9) (fig. 83), et le pôle négatif sur la fosse susépineuse. L'intensité du courant variera de 10 à 35 éléments.

Névralgie cervico-brachiale.

On emploiera le même nombre d'éléments que ci-dessus chez les sujets excitables, mais on pourra utilement porter ce nombre à 35 ou 40 et même

au delà. Le pôle positif sera maintenu sur les vertèbres cervicales, et l'on
placera le pôle négatif dans
le creux axillaire, ou au niveau de l'épitrochlée, si la
névralgie s'étend jusqu'à
l'avant-bras.

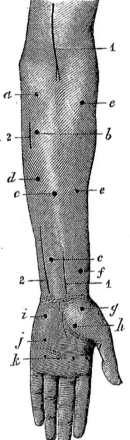

Fig. 84.

Selon le trajet de la douleur, on saura quel est le
nerf du bras ou de l'avant-
bras qui est affecté, et le
tampon sera placé aux
points les plus superficiels
(1-2) (fig. 84).

Si cette névralgie est accompagnée d'atrophie mus-
culaire, il faudra faire quelques intermittences sur les
muscles atteints.

Névralgie intercostale.

On place le pôle positif
à la région postérieure, au
niveau, ou un peu au-des-
sus du trou de conjugaison,
où émerge le nerf atteint
d'hyperesthésie, et le pôle
négatif à la partie anté-
rieure, sur l'espace inter-
costal parcouru par le nerf.

L'intensité du courant sera de 20 à 35 éléments.

Pour cette espèce de névralgie, comme pour la névralgie brachiale, on peut, chez les obèses, employer un plus grand nombre d'éléments, surtout au début de la séance ; mais il faut tonjours terminer par un courant faible et appliqué du côté des centres. Lorsque la névralgie est peu ancienne, et que les douleurs ne sont pas bien localisées, on fera bien également de faire dans la première partie de la séance quelques interruptions, et d'exciter la peau, en promenant le rhéophore négatif sur les faces cutanées. Mais il faut toujours se garder de faire ces interruptions à la fin de la séance.

Névralgie lombo-abdominale.

Le pôle positif étant placé un peu en dehors des premières vertèbres lombaires, si la douleur n'occupe que la région postérieure, on mettra le pôle négatif vers le milieu de la crête iliaque ; si la douleur s'étend aussi dans la région antérieure, et vers le scrotum ou la vulve, on placera le pôle négatif à ce niveau.

On emploiera un courant d'une intensité de 20 à 40 éléments, appliqué pendant 10 minutes environ.

Névralgie sciatique.

La faradisation ou la fustigation électrique de Duchenne a été employée dans certains cas avec succès dans le traitement de la *sciatique ;* mais, le plus

souvent, la trop vive excitation produite par ce
mode d'électrisation, loin
de calmer la douleur, ne fait
que l'exciter davantage.

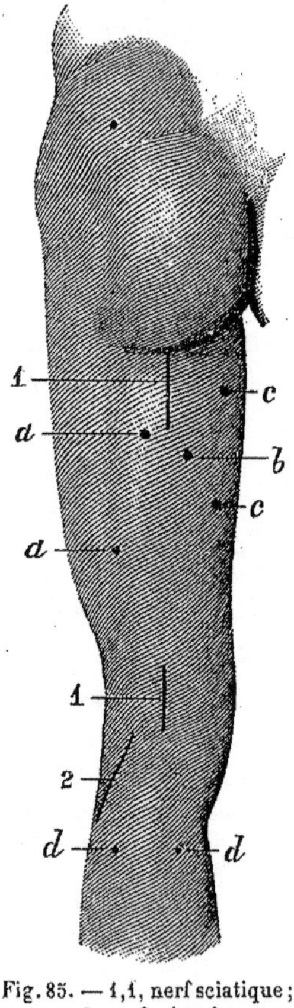

Nous employons toujours
les courants continus appliqués de la façon suivante :
le pôle positif étant placé
au niveau de l'échancrure
sciatique, on appliquera le
pôle négatif sur le trajet du
nerf, mais on aura soin de
placer le tampon au-dessous
du point douloureux, c'est-
à-dire que les points douloureux devront être com-
pris entre les deux pôles.
Pendant les dernières mi-
nutes, il est utile de placer
le pôle positif plus haut sur
les vertèbres lombaires, et
le pôle négatif sera placé
successivement aux points
(1-1) de la figure 85.

Si, comme cela arrive souvent, la douleur s'irradie le
long du nerf péronier, on
placera également pendant
2 à 3 minutes le tampon
sur ce nerf au-dessous du

Fig. 85. — 1,1, nerf sciatique;
— 2, nerf péronier.

creux poplité (2) (fig. 85).

Le nombre des éléments employés variera de 25 à 60 suivant la tolérance du malade; la durée de l'électrisation sera de douze à quinze minutes.

Si la douleur n'est pas trop vive, il sera avantageux d'imprimer au courant un certain nombre d'interruptions, ou même quelquefois de renverser le courant à plusieurs reprises, si l'appareil dont on se sert est muni d'un manipulateur à cet effet. Toutefois ces interruptions ne devront se pratiquer que dans le milieu de la séance, et l'on aura soin de n'imprimer aucune secousse pendant les dernières minutes de l'électrisation.

Les *sciatiques-névrites* sont toujours accompagnées d'une atrophie musculaire plus ou moins grande des muscles de la jambe. On peut, dans ces cas, commencer la séance en électrisant les muscles avec des courants induits. Courants à interruptions rares et pendant 2 minutes au plus.

Ce sont d'ailleurs les sciatiques avec atrophie musculaire qui guérissent le mieux et le plus sûrement par l'emploi de l'électricité. Nous n'avons pas vu de sciatique de ce genre, que nous n'ayons pu améliorer aussitôt par ce traitement. Avec le lumbago, ce sont les cas où les courants continus donnent les plus beaux succès.

Névralgie utérine.

Certaines névralgies, lorsqu'elles existent chez les femmes, présentent tout de suite les symptômes d'un état plus général ; ces névralgies, dites hysté-

riques, sont souvent le résultat de la maladie générale. Mais, dans quelques cas aussi, elles en sont
l'origine, et dans tous les cas elles entretiennent les
phénomènes hystériques. Elles doivent alors être
traitées séparément, et parmi celles-ci les plus importantes sont celles du col de la matrice ou des
régions voisines de la matrice.

Dans ces cas de névralgies, les courants continus
ont une très heureuse influence. Il n'est point indispensable d'apliquer l'un des pôles sur le col de
la matrice; l'électrisation de la partie inférieure
de la moelle nous a donné d'excellents résultats.

Pour cela, on applique le pôle positif sur la colonne vertébrale au niveau de la 10e vertèbre dorsale, et le pôle négatif sur le sacrum. On commen-
cera par un courant de 15 éléments, puis on pourra
en porter l'intensité jusqu'à 40 éléments. Les séances seront de 8 à 10 minutes.

Dans quelques cas, il est cependant nécessaire
d'agir directement sur la matrice, et surtout lorsque les névralgies ont un des ovaires pour point de
départ. Dans ces cas on adapte un des pôles, le pôle
positif de préférence, au rhéophore utérin, et on le
porte sur le col de la matrice, et l'autre pôle est mis
en communication avec un tampon ordinaire que
l'on place sur l'abdomen au niveau de l'ovaire.
Durée de 4 à 6 minutes avec nn courant d'abord
assez faible (10 éléments), que chez la plupart des
femmes l'on peut porter progressivement jusqu'à
25 et 30 éléments.

Névralgie vésico-uréthrale.

Dans cette affection, il est très dificile de donner
une indication bien précise pour la direction des
courants.

Nous plaçons en général le pôle négatif sur la
moelle à la hauteur du plexus sacré, et le pôle positif à la région abdominale. au-dessus du pubis, ou
sur le périnée. Le nombre d'éléments employés
est de 20 à 60.

Il faut, dans ces cas, tenir compte de plusieurs
conditions, et surtout de la sensibilité des régions
que l'on électrise. La peau du périnée est, en effet,
très sensible, et c'est une des principales raisons
pour lesquelles nous y plaçons le pôle positif, qui
est moins excitant que le pôle négatif.

Dans les névralgies vésicales accompagnées de
spasmes et de contractures, si les applications externes ne produisent pas de résultats au bout de quelques séances, il faut alors introduire la petite sonde
électrique jusque dans la vessie, y adapter le pôle
positif et maintenir à l'extérieur, en général sur le
pubis, le pôle négatif. Dans ces conditions, il faut
toujours employer un courant assez faible de 15 à
20 éléments et ne jamais dépasser 3 à 4 minutes. Il
faut également avoir la précaution de ne pas employer des sondes trop grosses, et de ne pas maintenir le courant lorsque la sonde parcourt le canal
de l'urèthre. La petite sonde exploratrice du professeur Guyon (fig. 64) est très bonne pour cet usage.

12.

Migraine.

Nous avons employé deux méthodes qui nous ont également réussi dans le traitement de la *migraine*, La première consiste à placer les deux tampons de chaque côté du front avec un courant de 8 éléments au plus, et une durée de temps de 6 à 10 minutes. La seconde consiste à électriser le ganglion cervical supérieur. Pour cela on place les deux tampons de chaque coté de la nuque, au-dessous et en arrière des apophyses mastoïdes (10 de la fig. 78). C'est cette dernière méthode qui nous paraît la plus rationnelle, et que nous employons le plus souvent, Le courant est de 10 à 18 éléments.

On peut également employer les courants induits en promenant les exicitateurs humides sur les tempes, avec un courant très faible et des interruptions très fréquentes.

Névralgies anciennes ou consécutives à des névrites.

Dans les *névralgies anciennes ou consécutives à des névrites*, il y a toujours une lésion organique plus ou moins marquée. On comprend que pour les guérir il faille beaucoup plus de temps que pour des névralgies aiguës. Le traitement sera donc assez long car on ne peut espérer de guérison que lorsque les altérations qui se font dans le nerf ou dans les muscles auront été enrayées ou modifiées. Il faut donc surtout agir sur la nutrition des membres et ne pas autant chercher à combattre l'élément douleur.

Les courants continus devront donc être préférés, mais il est utile en même temps, au commencement de la séance, d'électriser les muscles qui ont subi un commencement d'atrophie, avec des courants induits à intermittences rares.

. Dans l'emploi des courants continus il faut placer le pôle positif sur les centres, sur la partie lombaire de la moelle (en supposant une névrite du sciatique), et promener le pôle négatif sur les régions où les nerfs sont superficiels et sur les muscles atrophiés. Le courant doit être assez intense, et il est avantageux de faire par moments quelques interruptions.

On peut espérer une amélioration très notable et la guérison chaque fois que les névralgies et les névrites ne sont pas symptomatiques d'autres affections ; nous avons, en effet, constamment obtenu des succès remarquables dans ce genre d'affection.

Les premières séances, dans les cas anciens, sont souvent suivies de douleurs assez vives. Ces douleurs ne doivent pas faire cesser le traitement, à moins qu'elles ne persistent encore après 7 à 8 séances. Elles sont d'ordinaire très atténuées après ce nombre de séances.

Anesthésie cutanée.

L'anesthésie peut dépendre de plusieurs causes, et accompagne, la plupart du temps, des affections

nerveuses centrales. Dans ce cas, le traitement devra s'appliquer aux affections dont l'anesthésie
n'est qu'un symptôme.

Les anesthésies de cause périphérique peuvent
tenir à une lésion traumatique, à la compression par
une tumeur ou un exsudat, au défaut de nutrition
d'un tronc nerveux à la suite d'une névralgie, à une
diminution de la circulation, à une action prolongée du froid. Cette dernière cause est peut-être la
seule qui donne lieu à une anesthésie limitée au
trajet d'un nerf sensitif et sans autre complication
du côté des nerfs moteurs ou des centres nerveux.
Cette forme d'anesthésie se rencontre surtout chez
les personnes qui ont les mains presque toujours
plongées dans l'eau, comme les laveuses.

Dans ces cas, les courants induits, et surtout l'action du pinceau métallique, conseillé par Duchenne
(de Boulogne) sont utiles ; ils rendent de grands services et ils doivent être préférés. Dans les autres
genres d'anesthésie, l'action des courants continus
est plus efficace et moins douloureuse. On emploie
un courant de 40 à 50 éléments, lorsque l'anesthésie occupe un point quelconque du tronc ou des
membres. Le courant devra toujours être ascendant,
c'est-à-dire que l'on applique le pôle négatif vers
les centres nerveux, et le pôle positif vers l'extrémité du nerf atteint d'anesthésie. Si, par exemple,
l'anesthésie occupe les régions innervées par le
nerf cubital (fig. 86), ce qui est un des cas les plus
fréquents, on applique le pôle négatif à la nuque, et
le pôle positif sur le coude, ou bien on le promène

sur la partie interne de l'avant-bras, le long du trajet de ce nerf (2-2).

L'anesthésie est souvent
accompagnée d'un certain
degré d'hyperesthésie ou
tout au moins de douleurs
très vives au toucher, alors
que le sens du tact est
amoindri et presque per-
du. Dans ces cas encore,
c'est la faradisation avec
les courants induits rapides
et avec les tampons mé-
talliques, qui donne les
meilleurs résultats.

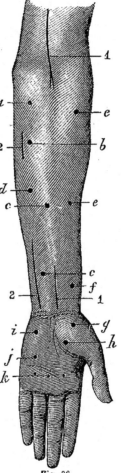

Fig. 86

Anesthésie faciale.

L'*anesthésie faciale* peut
être consécutive à l'action
du froid, à un traumatisme
(coup ou chute), ou enfin
elle peut être consécutive à
une névralgie faciale ; ce
dernier cas est celui qui se
présente le plus fréquem-
ment.

L'application des cou-
rants induits est quelquefois
dangereuse dans cette ré-
gion, à cause du voisinage

des centres nerveux et de la trop vive excitation
produite par ces courants. Malgré cela, on fera bien
de les employer pendant quelques instants, mais
avec une grande prudence.

L'application du courant de la pile peut, au contraire, se faire sans danger, même en employant un
nombre considérable d'éléments. Toutefois on se
contentera d'un courant de 10 à 14 éléments, le
pôle négatif étant placé au point de sortie du nerf
facial (1), ou sur le ganglion cervical (10), et le
pôle positif vers les extrémités des rameaux nerveux (5, 6, 7) (fig. 83). On promènera légèrement le
tampon sur les parties anesthésiées, mais en évi-
tant des interruptions brusques.

NÉVROSES DE LA MOTILITÉ

Tic convulsif de la face.

Cette affection n'est pas très rare, et elle est limitée soit à une branche, soit à plusieurs branches du facial. Lorsqu'elle est limitée aux rameaux palpébraux, elle donne lieu à des contractions plus ou moins rapides de la paupière supérieure, ou à un resserrement complet des paupières ; dans ce cas, qui est le plus fréquent, elle prend le nom de *blépharospasme*.

Dans la plupart des cas de tic convulsif de la face, tous les traitements échouent. Les courants induits sont tout à fait contre-indiqués ; quant aux courants continus, ils produisent quelquefois une assez grande amélioration, mais malheureusement cette amélioration n'est souvent que passagère.

Cependant nous avons obtenu quelquefois des résultats relativement très satisfaisants, et nous avons remarqué que ces résultats s'obtenaient dans les cas où, en comprimant le nerf facial, on amenait une suspension momentanée des spasmes. Nous appliquons un courant ascendant de 12 à 15 éléments sur le trajet du nerf, pendant une durée de 5 à 6 minutes.

Ce tic est assez fréquemment la conséquence d'une contracture mal soignée, ayant suivi une paralysie complète et longue du facial Dans ces cas, il n'est pas douloureux et peut se guérir plus facilement.

Tic convulsif des muscles du cou.

C'est ordinairement le trapèze et le sterno-cléido-mastoïdien (*f*) et souvent ce dernier muscle seul, qui sont affectés de spasmes. Ceux-ci sont le plus souvent toniques et limités à un seul côté.

La guérison complète de cette affection soit par les courants continus, soit par les courants induits, est assez difficile à obtenir. On obtient toutefois un soulagement assez notable et quelquefois la guérison en appliquant un courant ascendant de 20 à 30 éléments, le pôle négatif étant placé à la nuque, et le pôle positif au niveau du ganglion cervical supérieur (10) ou sur le plexus cervical (13) (fig. 87).

Dans ces cas de tic, il existe souvent aux environs du plexus un point douloureux à la pression. Il faut toujours commencer par le chercher, et s'il existe, appliquer sur cette région le pôle positif. Ces cas sont même les plus favorables, et le tic diminue à mesure que la douleur à la pression devient moins vive.

Crampes.

Les crampes sont des contractions musculaires

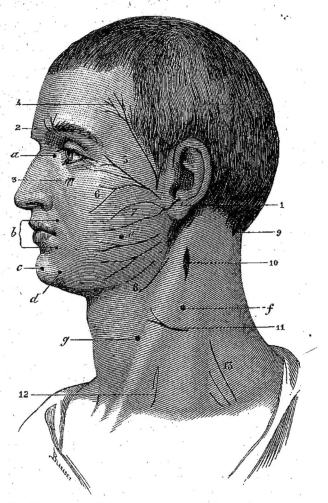

Fig. 87. — 1, tronc facial ; — 2, trou sus-orbitaire ; — 3, trou sous-
orbitaire ; — 4, branche frontale ; — 5, branche de l'orbiculaire
des paupières ; — 6, branche du zygomatique ; — 7, rameaux
buccaux du facial ; — 8, rameaux cervicaux du facial ; — 9, nerf
occipital ; — 10, ganglion cervical supérieur ; — 11, branche
transverse du plexus cervical ; — 12, nerf phrénique ; — 13,
plexus cervical.

douloureuses, mais de courte durée, qui surviennent spasmodiquement chez certaines personnes,
lesquelles, le plus souvent d'ailleurs, sont en état
de santé.

Ces crampes occupent ordinairement les muscles
fléchisseurs des membres, surtout ceux des membres inférieurs. Elles siègent quelquefois aussi dans
les muscles du tronc et semblent constituer alors
de véritables névroses ; on appliquera un courant
descendant de 30 à 40 éléments, le pôle positif
étant placé sur le centre nerveux, vers la racine des
nerfs, et le pôle négatif étant promené sur le muscle contracturé.

Crampe des écrivains.

Cette affection survient le plus souvent chez des
personnes qui écrivent beaucoup, et dans ces cas
elle est très difficile à guérir ou à améliorer. Quelquefois elle apparaît chez des personnes très nerveuses, qui n'ont même pas l'habitude d'écrire
beaucoup. La même affection se rencontre chez les
dessinateurs, les graveurs.

Nous avons obtenu quelques améliorations, mais
cette affection est des plus rebelles. Lorsqu'il existe
en même temps des phénomènes parétiques, la
guérison est plus facile à obtenir. Dans ces cas, il
faut procéder de la manière suivante : on fait passer un courant ascendant, pendant 10 minutes environ, sur le bras malade, en mettant le pôle négatif sur la nuque et le pôle positif sur les muscles

de l'avant-bras, surtout sur ceux du pouce. On termine par un courant ascendant d'une intensité
moyenne appliqué pendant une minute sur les
vertèbres cervicales. On fait une séance tous les
jours ou tous les deux jours, en ayant soin de recommander au malade de suspendre, pendant toute
la durée du traitement, ses travaux habituels, et
d'exercer, au contraire, ceux des muscles du bras
qui, avant, fonctionnaient peu.

On a publié quelques observations de crampe des
écrivains guérie par les aimants. Cela tendrait à
prouver que cette affection est souvent une névrose
simple. Quoi qu'il en soit, il y a une très grande
variété dans tous ces cas, et il suffit souvent qu'une
personne ait un peu de raideur dans la main, ou
qu'elle écrive plus difficilement, pour qu'aussitôt
on craigne que ces symptômes ne soient ceux de
la crampe des écrivains. Il en est de même souvent
pour les tremblements, et nous avons vu assez
souvent faire cette même erreur, pour un commencement de paralysie agitante.

Aussi faut-il ne pas se hâter de croire à une guérison de crampe des écrivains ; celle-ci, lorsqu'elle
est bien confirmée, ancienne et que les spasmes
surviennent dès que le malade saisit la plume, est
une des maladies les plus rebelles. Nous n'avons
obtenu que des résultats relativement peu satisfaisants dans les cas anciens ; par contre, nous avons
déterminé des guérisons dans les cas récents et qui
n'avaient qu'un spasme modéré et ne survenant
que lentement.

A côté du traitement électrique, il faut, comme nous l'avons déjà dit, que le malade cesse ou tout au moins modère l'exercice d'écrire.

Un point important est l'emploi de certains porte-plumes. Sans entrer dans de longues considérations sur la prédisposition aux crampes que donnent les plumes de fer et les porte-plumes minces, nous dirons en un mot qu'il faut rejeter absolument tous les porte-plumes métalliques et tous ceux, quels qu'ils soient, qui sont lourds, ou qui ont la forme d'une massue, la partie la plus épaisse étant en haut. Il faut au contraire choisir des porte-plumes légers, en liège par exemple, très épais du bas, de manière que les doigts ne soient pas obligés de se rapprocher beaucoup. C'est là une sorte d'hygiène de l'écrivain qu'il faut employer dès que les premiers symptômes apparaissent et qu'il est utile de pratiquer constamment même avant toute manifestation anormale. Enfin il est utile de se servir d'encre marquant facilement et bien, car avec les encres pâles on a une tendance à presser plus fortement sur la plume, ce qui finit assez rapidement par fatiguer la main et à donner une sorte de contracture consécutive.

Crampes des violonistes, — des télégraphistes.

Les crampes les plus fréquentes après celles des écrivains sont les crampes des violonistes et celles des employés de télégraphe. Pour ces deux affections on obtient peut-être des résultats plus favorables, à moins que la maladie ne soit très ancienne.

Pour les violonistes, c'est évidemment le bras
gauche, et surtout les derniers doigts qui sont le
plus atteints. Il faut, avant tout traitement électrique, que les malades consentent à prendre un certain temps de repos, car, s'ils continuent à jouer
souvent du violon, il n'y a ni guérison ni amélioration
possible.

La crampe des télégraphistes ou *mal télégraphi-*
que se manifeste surtout chez les employés du télégraphe qui se servent habituellement du télégraphe Morse. Le résultat de ce spasme fonctionnel
est la difficulté de coordonner les mouvements qui
doivent alternativement former les points et les
traits.

Nous avons signalé cette affection dans les commencements de l'année 1885 et on a prétendu en
Allemagne qu'elle n'existait pas; mais depuis on a
été obligé d'en reconnaître la fréquence. Elle apparaît d'ailleurs bien plus aisément chez les employés
naturellement nerveux et excitables; chez ceux-ci
elle s'accompagne fréquemment de troubles géné-
raux. Comme pour la crampe des écrivains, ce n'est
pas seulement la répétition fréquente des mêmes
mouvements qui détermine l'affection, mais bien le
plus ou moins d'irritabilité du malade.

Le mode opératoire est le même que pour la
crampe des écrivains, et le pronostic en est bien
plus favorable. Nous avons, en effet, obtenu de bons
résultats et des guérisons dans les cas de crampe
des violonistes et dans le mal télégraphique.

Contracture des extrémités. — Tétanie.

Dans cette affection, il y a diminution de l'excitabilité des nerfs sensitifs et, au contraire, augmentation de l'excitabilité des nerfs moteurs. Les courants descendants, pendant leur application, augmentent la contracture, et le meilleur procédé est d'appliquer sur la partie supérieure de la moelle un courant ascendant de faible intensité (10 à 12 éléments).

Il faut procéder de même dans les cas de contractures à la suite de traumatisme, et éviter en même temps toute fatigue musculaire.

Tétanos. — Rage.

Les courants continus, d'après des expériences faites sur les animaux, ont toujours été considérés comme pouvant être utiles dans le tétanos. Appliqués sur le malade, ils ont pour premier effet d'amener le relâchement des muscles contracturés, et de procurer ainsi pendant tout ce temps un grand bien-être au malade. Le chloral, qui peut être administré en même temps avec avantage, calme le malade, l'endort, mais n'empêche pas les contractures, ce qui est, au contraire, le propre des courants continus.

Les courants doivent surtout être appliqués à *direction descendante sur la colonne vertébrale*, c'est-à-dire que l'on placera le pôle positif sur la nuque

et le pôle négatif au niveau des dernières vertèbres
lombaires. L'intensité du courant doit être moyenne
et plutôt faible que trop énergique (15 à 25 éléments). La durée d'application doit être relativement longue. Il ne faut pas changer souvent les
rhéophores de place, et l'on doit employer une pile
à courant très constant.

On a employé récemment les courants continus
pour diminuer les contractures qui surviennent
dans l'hydrophobie. L'effet est identique à ce que
l'on obtient dans le tétanos, c'est-à-dire que cette
application amène la détente des muscles. On parvient ainsi à prolonger la vie du malade, et à permettre par conséquent l'action des autres médications qui pourraient être employées.

Chorée.

Les courants induits n'ont aucune efficacité dans
la chorée : certaines observations semblent même
faire supposer que les mouvements choréiques sont
augmentés sous leur influence.

Les courants continus jouissent, au contraire,
d'une efficacité incontestable. Nous avons vu cette
affection céder au bout de cinq à six séances.

L'expérience nous a démontré que le courant
ascendant, malgré sa plus grande excitabilité, et
peut-être à cause même de cette excitabilité, a une
action plus sûre que le courant descendant. On
l'applique soit sur la moelle seule, soit sur la
moelle et sur les membres atteints. La durée de

l'électricité doit être de 10 à 15 minutes; le nombre d'éléments, de 10 à 25 pour la moelle, de 30 à
40 pour les membres. Ce nombre devra, du reste,
varier suivant la tolérance du malade.

A la suite de la chorée, il survient quelquefois
des paralysies des membres affectés, et l'application des courants continus est, dans ces cas, d'une
grande utilité. On emploie alors un courant descendant, le pôle positif étant placé sur les vertèbres
cervicales, et le pôle négatif sur les muscles paralysés. On devra, au commencement de la séance,
faire quelques interruptions, ou promener le tampon le long du trajet des nerfs moteurs.

Paralysie agitante.

On appliquera un courant ascendant assez intense (30 à 40 éléments) sur la partie supérieure de
la moelle, le pôle négatif étant placé à la base du
crâne, et le pôle positif sur les vertèbres cervicales
et sur le ganglion cervical supérieur. Si la paralysie est localisée dans un des membres supérieurs,
nous plaçons également, pendant une partie de la
séance, le pôle positif sur le plexus brachial, le
pôle négatif étant maintenu sur la nuque. L'amélioration est possible et quelquefois très considérable au début du traitement, mais nous ne connaissons pas de guérison complète.

Les courants induits ne doivent jamais être
employés dans ces cas; mais on peut essayer
l'emploi des courants fournis par les machines à

frottement, car le vent électrique arrête souvent
presque subitement les tremblements ; malheureusement cette action n'est que momentanée.

En résumé, et les faits pathologiques le prou-
vent, les courants électriques, dans ces affections
chroniques où le système nerveux moteur est
surexcité, ont donné des résultats satisfaisants,
relativement aux autres agents thérapeutiques. Ils
sont plus efficaces et moins dangereux. Si la maladie est récente, on peut espérer une guérison
complète ; dans l'immense majorité des cas, on
peut arrêter l'affection dans sa marche progressive
pendant une période de temps souvent considérable. Cependant les tics anciens, les crampes invé-
térées chez des malades qui continuent les mêmes
mouvements, et enfin la paralysie agitante, sont les
affections les plus rebelles.

PARALYSIES PÉRIPHÉRIQUES

Paralysie à la suite de compression.

Dans les cas de paralysie par compression, le traitement électrique ne peut être employé que lorsque la cause de la compression est enlevée : il est complètement inutile lorsque cette cause persiste. Si la cause de la compression est enlevée, ou dans les cas de contusion, les résultats sont toujours très satisfaisants même quand le nerf est profondément altéré.

En général, il y a toujours une atrophie musculaire plus ou moins grande ; il faut donc diriger le traitement sur les nerfs et sur les muscles, et employer en même temps les courants continus et les courants induits : les courants continus pour agir sur la nutrition générale et surtout pour ramener l'excitabilité des nerfs; les courants induits pour agir sur le fonctionnement des muscles.

Dans l'application des courants continus, on place le pôle positif sur la moelle et, dans tous les cas, au-dessus du point lésé ; le pôle négatif est placé sur le point lésé ou un peu au-dessus, afin de comprendre la partie malade du nerf entre les deux pôles. On emploiera, suivant les cas, de 30 à 60 éléments.

Comme l'atrophie musculaire est presque toujours simple, on pourra avec avantage électriser les muscles localement avec les courants induits.

La simple contusion, les luxations, surtout celles de l'épaule, peuvent donner lieu à des paralysies périphériques et à des atrophies musculaires consécutives. Dans ces cas, on agira comme précédemment, en appliquant les courants continus sur le trajet du nerf paralysé et les courants induits sur les muscles atrophiés. Les interruptions des courants induits, surtout pendant les premières séances, doivent être très espacées.

Paralysie des nerfs moteurs de l'œil.

Les paralysies des nerfs moteurs de l'œil sont le plus souvent l'indice d'une affection centrale soit du cerveau (tumeurs, hémorrhagies), soit de la moelle (ataxie locomotrice). Quelquefois cependant elles sont idiopathiques et dans ces cas on obtient presque toujours, en un temps relativement très court, une guérison complète. Dans le traitement de cette affection, on applique un courant de 8 à 10 éléments, en plaçant le pôle positif près du globe oculaire, et le pôle négatif sur la tempe du côté correspondant, ou sur le ganglion cervical supérieur. La durée de l'électrisation sera de 5 à 6 minutes. On renouvellera les séances deux ou trois fois par semaine.

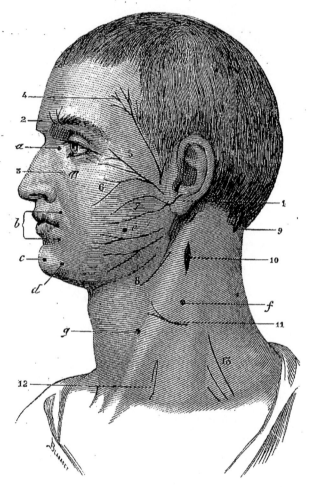

Fig. 88. — *a*, pyramidal ; — *b,b*, orbiculaire des lèvres ; — *c*,
houppe du menton ; — *d*, carré du menton ; — *e*, masséter ; —
f, sterno-mastoïdien ; — *g*, sterno-hyoïdien.

(Dans cette figure les traits et les chiffres indiquent les régions où
il faut placer les rhéophores pour agir sur les nerfs ; les points et
les lettres indiquent les régions où il faut placer les rhéophores
pour électriser les muscles.)

Paralysie du nerf facial.

Nous décrivons ailleurs par quel moyen on peut reconnaître la véritable nature de la paralysie, si elle est de cause centrale ou de cause périphérique. Dans les cas de paralysie faciale de cause périphérique, c'est-à-dire due à l'action du froid ou d'une compression, on obtient une guérison presque toujours certaine et souvent rapide par l'action des courants continus.

On emploie un courant de 15 à 20 éléments, en appliquant le pôle positif au point de sortie du nerf facial, en avant de l'oreille, le pôle négatif sur les divers muscles de la face, représentés sur la figure 88 par les lettres a, b, c, d. On devra interrompre par moment le courant sur chacun de ces muscles, afin d'en exciter plus énergiquement la contraction. Les séances dureront pendant 5 à 8 minutes, et pourront être renouvelées tous les jours ou tous les deux jours.

Il est très important de rapprocher les séances lorsque la maladie ne date que de quelques jours, et, d'un autre côté, il faut, contrairement à ce que l'on a l'habitude de faire, commencer le traitement le plus tôt possible. Une paralysie complète datant de deux ou trois jours guérit presque toujours après six à huit séances, tandis qu'il faut des semaines pour obtenir le même résultat dès que le muscle présente la *réaction idio-musculaire* (1).

(1) Nous préférons l'expression *réaction idio-musculaire* à celle proposée de *réaction de dégénérescence*, parce qu'elle indique mieux

Nous ne pouvons insister ici sur les caractères si différents qu'offre la contractilité électro-musculaire selon qu'on emploie des courants induits ou des courants continus. Nous ferons seulement remarquer que, lorsque la contractilité est perdue par les courants induits, elle est, au contraire, très prononcée et même exagérée pour les courants continus. Dans la première période, il est même nuisible d'employer des courants induits à excitation trop énergique.

Contracture à la suite de la paralysie du nerf facial.

La contracture des muscles de la face est très réquente à la suite de la paralysie du nerf facial.

Cette contracture indique toujours que la paralysie a été très profonde. Elle est rarement, à moins que l'on ne se soit servi de courants induits trop puissants ou de l'électricité statique, la conséquence d'une électrisation trop forte par les courants électriques. Nous avons vu plusieurs cas, où il y avait contracture, sans que, pendant la paralysie, il y eût la moindre application ni de courants continus ni de courants induits. Comme nous avons cherché à l'expliquer dans l'article *Contracture* du *Dictionnaire encyclopédique*, il y a toujours de la contracture, ou du moins de la *contracturie* (diminutif de contracture) chaque fois qu'un muscle ayant été profondément paralysé revient à l'état normal. C'est pour ainsi dire

les conditions physiologiques et anatomiques de cette modification de la contractilite.

le premier état de guérison, et qui indique qu'il reste de l'irritation des filets nerveux, irritation qui est le résultat du processus de réparation.

La contracture ne survient jamais que lorsqu'il y a eu altération complète des filets nerveux, et on la retrouve dans les paralysies de même cause, pour toutes les régions; seulement elle y est moins apparente, parce que les différences d'équilibre entre les muscles sains et les muscles affectés sont beaucoup moins visibles que pour la face, où la moindre inégalité frappe les yeux.

La contracture consécutive à la paralysie du nerf facial est quelquefois très tenace, et nous avons observé quelques cas où elle s'est transformée en tic non douloureux de la face. Ces tics sont plus difficiles à guérir que la contracture même, ou du moins, les contractures avec tics sont plus persistantes, car on arrive souvent à guérir le tic ainsi provoqué, mais non la contracture simple qui persiste.

Le traitement est à peu de chose près le même que pour la paralysie ; seulement il faut faire les séances un peu plus longues et, dans quelques cas, employer un courant ascendant.

Paralysie du nerf radial.

La paralysie rhumatismale du nerf radial s'obtient assez fréquemment, mais à des degrés variés. Si la cause est due à un trouble de la circulation, et si les phénomènes vasculaires peuvent facilement être rétablis, tout agent qui exerce une

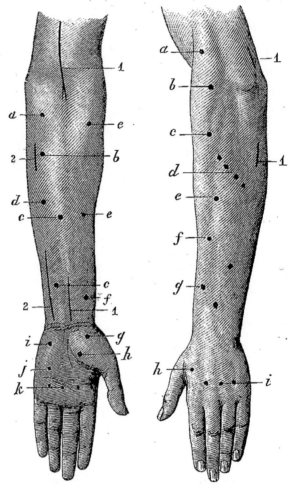

Fig. 89 et 90. — 1, 1, nerf médian ; — 2, 2, nerf cubital ; — a, rond
pronateur ; — b, grand palmaire ; — c, c, fléchisseur superficiel ;
— d, petit palmaire ; — e, e, long supinateur ; f, fléchisseur propre du pouce ; — g, adducteur du pouce ; — h, opposant du pouce ;
— i, adducteur du petit doigt ; — j, court fléchisseur du petit
doigt ; — k, lombricaux.

(Dans cette figure les traits et les chiffres indiquent les régions
où il faut placer les rhéophores pour agir sur les nerfs ; les points
et les lettres indiquent les régions où il faut placer les rhéophores
pour électriser les muscles.)

action directe sur la circulation peut amener la guérison. C'est ainsi que des vésicatoires, des douches froides, les frictions même, peuvent donner, dans ces cas légers, des résultats avantageux.

Si les troubles vasculaires sont plus grands, et si l'excitabilité d'une portion du nerf est complètement abolie, les agents révulsifs ordinaires restent inefficaces, et alors il n'est pas de traitement qui soit aussi indiqué que celui par les courants électriques.

Dans le traitement de cette affection nous appliquons un courant de 30 à 50 éléments, en mettant le pôle positif sur le plexus brachial et le pôle négatif sur le nerf radial (fig. 89), à la partie antérieure, le long du bord interne du long supinateur (e-e). Chaque séance dure environ 10 minutes.

Lorsqu'il y a de l'atrophie musculaire en même temps que de la paralysie, il est utile d'employer simultanément les courants continus et les courants induits; les courants continus sur le trajet des nerfs, et les courants induits par l'électrisation localisée des muscles. Il faut ajouter toutefois que les courants continus avec intermittences peuvent remplacer l'action des courants induits, et qu'on peut déterminer les contractions musculaires, en appliquant les rhéophores aux deux extrémités du muscle atrophié, et en imprimant au courant des interruptions successives.

Paralysie du nerf tibial antérieur.

Dans le traitement de la paralysie du nerf tibial

antérieur on emploie concurremment le courant de

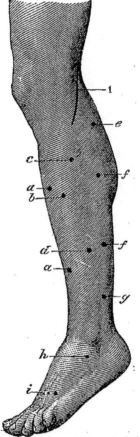

Fig. 91.

la pile et les courants induits. Pour l'application
du courant continu, on
place le pôle positif dans
le creux poplité, et le pôle
négatif sur le cou-de-pied,
au niveau du bord externe
du tendon du jambier an-
térieur. Après une séance
de 5 à 6 minutes, on électrise successivement cha-
cun des muscles paralysés
(fig. 91), avec les courants
induits ou avec les cou-
rants continus interrom-
pus.

Paralysies obstétricales.

On a donné ce nom aux
paralysies qui surviennent
chez l'enfant nouveau-né
et qui sont occasionnées
par certaines manœuvres
de l'accouchement. Ces
paralysies, lorsqu'elles
sont légères, et on peut
presque ajouter surtout
lorsqu'elles sont accom-
pagnées d'une paralysie de la face, guérissent,

en général, facilement et rapidement, mais il n'en est pas de même de celles qui sont produites par une déchirure ou une compression prolongée du plexus. Ces paralysies sont presque toujours très longues, et souvent même ne guérissent qu'incomplètement.

Les lésions ne sont pas uniformes, quoique Duchenne ait prétendu que la paralysie était surtout localisée dans les muscles deltoïde, sous-épineux et fléchisseurs de l'avant-bras sur le bras. Les deux premiers cas que nous avons observés présentaient ces localisations d'une façon presque exclusive dans ces muscles, mais depuis nous avons eu l'occasion d'en voir un assez grand nombre où cette règle n'était plus exacte, car l'affection présentait une variété très grande de lésions. Chez l'un, ce sont les muscles interosseux et surtout ceux de l'annulaire et du petit doigt qui sont atrophiés; chez l'autre, ce sont les pronateurs et, enfin, ce qui a le plus étonné, chez un de ces petits malades tous les muscles paralysés ont été améliorés et guéris au bout de quelques semaines de traitement et le biceps seul est resté paralysé pendant des mois (le biceps est un des muscles du bras que l'on rencontre le plus rarement atrophié). On ne peut donc pas établir la loi générale, et cela se comprend puisque l'origine de ces paralysies est un traumatisme qui lui-même est variable.

Les muscles paralysés offrent presque toujours la réaction *idio-musculaire*, c'est-à-dire qu'ils se contractent par les courants continus, et non par les courants induits, puis à mesure que l'amélioration s'établit, la contractilité apparaît par les courants induits, et va en augmentant peu à peu à mesure que les nerfs sont régénérés. Quelquefois cependant les courants induits restent sans action, alors même que les contractions volontaires apparaissent.

Il est important d'employer, les premiers jours, des courants continus, en mettant le pôle positif sur l'origine des nerfs lésés, et le pôle négatif sur les muscles paralysés, puis au bout de quelque temps on agit localement sur les muscles avec des courants induits à interruptions rares et pendant un temps très court.

Il faut intervenir le plus tôt possible, car, comme pour la paralysie atrophique de l'enfant, c'est un avantage considérable de commencer le traitement dès les premiers jours.

On doit employer des courants continus et des courants induits assez énergiques. Il est remarquable combien les enfants, et surtout les enfants de quelques semaines, supportent facilement les courants électriques de toute nature.

A mesure que la guérison s'établit, les muscles paralysés présentent un certain état de raideur, un diminutif de la contracture, une *contracturie*, qui persiste souvent très longtemps, et qui, comme dans d'autres cas de paralysie périphérique, indique un *état intermédiaire entre la paralysie et la guérison complète, et qui dure aussi longtemps que le processus de régénération n'est pas terminé.*

NÉVROSES DIVERSES

Hystérie.

En tant que maladie générale, l'électrisation sera de peu d'efficacité dans cette affection; mais on peut obtenir d'excellents résultats dans un grand nombre de ses manifestations, surtout pour les paralysies et les anesthésies et quelquefois pour les contractures d'origine hystérique.

1° PARALYSIES. — Il est préférable d'agir en même temps sur le système nerveux central et sur le membre paralysé. Pour cela on appliquera un courant d'une moyenne intensité le long de la colonne vertébrale : en même temps on soumettra les muscles paralysés à une sorte de gymnastique, soit au moyen du courant continu auquel on fera des interruptions fréquemment répétées, soit au moyen des courants d'induction. Ceux-ci doivent être, autant que possible, à interruptions rares, et ne doivent jamais être appliqués que sur le membre, et jamais près des centres.

2° ANESTHÉSIES. — Dans les anesthésies cutanées, les courants induits sont supérieurs aux courants

continus, et on les emploie avec succès dans ces
cas, en se servant du pinceau métallique.

*On a trop abandonné, à notre avis, l'emploi du pin-
ceau électrique.* Ce procédé, il est vrai, est très douloureux, mais chez les hystériques, comme il y a
presque toujours de l'anesthésie, cette action n'est
nullement à redouter et les effets en sont souvent
plus certains et plus durables qu'avec les courants
de la machine à frottement.

3° CONTRACTURES. — On agira sur la colonne vertébrale au moyen du courant galvanique, en ayant
soin de n'employer qu'un courant faible (15 à 30
éléments), mais d'une durée assez longue. C'est
dans ces cas que les courants permanents peuvent
être quelquefois utilement employés, et l'on pourra
agir avec 4 ou 5 éléments, pendant une à deux
heures, au lieu d'appliquer un courant plus intense pendant un quart d'heure. Cependant il faut
toujours tenir compte de l'excitabilité des individus.

La direction des courants, dans les paralysies et
les contractures hystériques, n'est pas aussi facile
à déterminer que dans d'autres affections. D'une
manière générale cependant, il faut toujours commencer par le courant sédatif, c'est-à-dire par le
courant descendant, et n'essayer le courant ascendant que plus tard.

Enfin nous terminons toujours la séance par
l'électrisation légère du grand sympathique du cou,
et dans les cas où les phénomènes sont variables
et passagers, c'est le seul moyen d'électrisation que
nous employons.

Les succès ainsi obtenus au moyen de l'électrothérapie sont souvent très rapides et se manifestent dès le début du traitement. Si, au bout de
quelques séances, on ne constate aucune amélioration, ou bien s'il survient un état stationnaire à la
suite d'un succès partiel, on suspendra momentanément le traitement pour le reprendre quelques
semaines après.

C'est principalement dans les manifestations
hystériques que les applications diverses des courants électriques peuvent donner des résultats souvent opposés. Il est presque impossible de formuler
des indications précises et de s'en tenir à un traitement uniforme.

Il est certain, dans tous les cas, que l'on peut
espérer les mêmes succès de l'électricité statique,
de la métallothérapie, des plaques de bois, du
collodion, etc., que des courants continus ou des
courants induits.

Angine de poitrine.

Duchenne (de Boulogne) rapporte deux observations dans lesquelles il est parvenu non seulement
à faire cesser complètement et à l'instant un accès
d'angine de poitrine, mais encore à enrayer la marche de cette maladie, et peut-être même, dit-il, à
la guérir définitivement.

Dans ces deux cas, il a appliqué *loco dolenti*,
c'est-à-dire au niveau du mamelon gauche et vers
la partie supérieure du sternum, l'extrémité des
deux fils métalliques excitateurs qui communi-

quaient avec les conducteurs de son appareil d'induction, *gradué au maximum et marchant avec des
intermittences très rapides.*

Comme on le voit, c'est la méthode d'excitation
électro-cutanée analogue à celle qui est employée
dans le traitement de la plupart des névralgies.
Toutefois, comme il le dit lui-même, on ne saurait
conclure de ces deux cas isolés à un traitement
général, et il ne nous semble pas qu'une excitation
aussi violente dans la région précordiale soit absolument sans aucun danger.

Dans l'emploi des courants continus, on applique
le pôle positif soit sur les vertèbres cervicales, soit
sur le cou, aux environs du pneumogastrique, et le
pôle négatif sur la région précordiale. Courant de
20 à 30 éléments.

Affections paralytiques du larynx.

Aphonies hystériques. — Il est important d'établir
avant tout la cause de la paralysie, car dans les
aphonies de cause hystérique, il n'est pas indifférent d'employer l'un ou l'autre des courants, et
peut-être, à cause de son action révulsive plus énergique, est-il préférable d'avoir recours, au moins pendant une partie de la séance, aux courants induits.

Il faut, dans tous les cas, chercher à alterner ces
deux procédés, et avoir recours au courant induit
et au courant continu. C'est là une règle générale
pour toutes les affections qui ont une cause hystérique.

M. le docteur Massei (de Naples) conseille de donner la préférence aux courants continus, parce que, dit-il, on n'a avec eux aucune conséquence fâcheuse à craindre, et qu'ils réussissent dans bien des cas où les courants induits échouent. « Pendant quelque temps, dit-il, je ne me suis servi que de la faradisation, et je dois avouer plusieurs cas d'insuccès; je me rappelle, au contraire, d'autres observations dans lesquelles, après un long traitement par le courant d'induction, j'ai parfaitement réussi par le courant continu. »

Aphonies rhumatismales et de fatigue musculaire. — Dans ces cas il est encore bien plus important d'employer les courants continus.

Les aphonies complètes de cause rhumatismale sont souvent un peu difficiles à guérir, mais par contre, celles qui sont incomplètes sont rapidement améliorées.

Les fatigues des muscles du larynx se trouvent extrêmement bien de l'électrisation par les courants continus. On redonne du ton aux muscles fatigués, et des chanteurs que nous avons eu l'occasion de soigner pour d'autres affections, qui nécessitaient l'application d'un tampon sur le cou, ont remarqué eux-mêmes combien pendant ce traitement l'émission des sons était rendue plus facile.

Cela s'explique par l'action toute spéciale qu'ont les courants continus sur les muscles du larynx. C'est, en effet, sur ces muscles qu'on observe le mieux la contraction *galvano-tonique*, c'est-à-dire une demi-contraction persistant pendant tout le temps de l'application d'un courant continu.

Dans les cas où la voix et surtout le chant sont modifiés par suite de la fatigue du larynx et de trop grands efforts de chant, nous avons obtenu de bons résultats par l'emploi des courants continus appliqués extérieurement sur le larynx. Les cordes vocales reprennent ainsi leur tonicité et tout leur jeu physiologique. Courant de 12 à 25 éléments. Durée 5 à 6 minutes.

Il y a deux moyens d'appliquer les courants d'induction : on emploie soit la faradisation cutanée, soit l'excitation directe des muscles du larynx, au moyen d'un rhéophore introduit sur la face postérieure du larynx, l'autre rhéophore étant placé à l'extérieur au niveau du muscle crico-thyroïdien. Dans ce dernier cas, il faut que les intermittences du courant soient rares.

Goitre exophthalmique.

Dans les cas de goitre exophthalmique que nous avons observés, l'application des courants continus nous a donné de bons résultats. Le plus souvent nous avons pu arrêter cette affection dans sa marche progressive, plusieurs fois même nous avons obtenu une diminution considérable dans l'intensité des symptômes, à tel point que nous avons pu considérer certains malades comme à peu près entièrement guéris.

Dans cette affection, nous électrisons le grand sympathique en plaçant les rhéophores de chaque côté du cou au niveau du ganglion cervical supérieur, et nous agissons en même temps du côté du pneumogastrique. Nous employons un courant continu de 15 à 20 éléments, pendant 8 à 10 minutes. On peut même employer au bout de quelque temps un courant plus fort jusqu'à 30 et même 40 éléments à action chimique faible, et en ayant soin de n'enlever le tampon positif que très lentement.

Dans un cas de goître exophthalmique que nous avons soigné tout récemment, nous avons trouvé au niveau du pneumogastrique gauche un point douloureux, et c'est là qu'avec succès nous avons appliqué le pôle positif. La douleur à la pression a disparu avec l'amélioration des autres symptômes.

Épilepsie.

L'électricité a été souvent employée pour le traitement de cette affection, mais presque toujours sans résultat bien marqué. Il n'y a lieu d'employer ce mode de traitement que pour combattre certains phénomènes qui peuvent quelquefois accompagner l'épilepsie, tels que les tremblements, les parésies, les contractures, etc. — Dans ces cas, le traitement est celui de ces affections, seulement il faudra se garder d'employer des courants trop violents et de faire des interruptions.

Dans quelques formes cependant où il existe des accès légers épileptiformes dépendant d'une modification de l'irritabilité nerveuse ou de la circulation cérébrale, on peut espérer d'assez bons résultats en excitant avec des courants induits les nerfs périphériques qui sont en rapport avec ces régions centrales. On électrisera, en même temps, avec des courants continus très modérés, le ganglion cervical supérieur.

Catalepsie.

La catalepsie est sans contredit une des affections où l'électrisation, si elle n'est pas toujours un moyen curatif complet, est, dans tous les cas, d'une incontestable utilité pour faire sortir le malade de l'état léthargique dans lequel il se trouve.

On peut pour cela appliquer soit les courants induits, soit les courants continus.

Les courants induits seront employés, soit pour faire contracter les muscles de la respiration, et déterminer ainsi une sorte de respiration artificielle, soit comme excitant général.

La contractilité farado-musculaire est diminuée dans la catalepsie. Les mouvements provoqués par les courants induits ne soutiennent les membres dans la position ainsi obtenue que lorsque la contraction a été maintenue un certain temps, au moins pour les états cataleptiques peu intenses.

Les courants continus doivent être appliqués directement sur les centres nerveux, et de la même manière que dans les syncopes ou les asphyxies. Sous l'influence de cette application, on voit la respiration devenir peu à peu plus profonde, et le cœur battre d'une façon plus énergique.

Nous avons vu, chez une cataleptique, les muscles devenir momentanément moins contracturés sous l'influence d'un courant continu. En agissant sur le pneumogastrique et sur les vertèbres cervicales, nous avons également observé d'une façon très nette que la respiration devenait plus fréquente, et surtout que les battements du cœur devenaient plus sensibles et plus forts.

Les animaux hivernants, chez lesquels on fait passer, au moment de leur léthargie, un courant continu de 8 à 10 éléments, se réveillent peu à peu et restent éveillés le reste de l'hiver.

MALADIES DES CENTRES NERVEUX

Hémiplégie.

Pour l'application des courants continus dans les cas d'hémorrhagie cérébrale, on devra distinguer deux périodes.

Dans la première période, sept à huit jours après le début de l'hémiplégie, on peut commencer l'emploi des courants continus. On place le pôle positif sur le front, du côté de la lésion, et le pôle négatif sur la nuque, et l'on fait passer un courant très faible, 6 à 8 éléments, pendant deux à trois minutes (fig. 92). On électrise ensuite le ganglion cervical supérieur avec un courant un peu plus fort, 10 à 12 éléments, et pendant près de 5 minutes. Il est indispensable de commencer l'électrisation par le courant le plus faible possible, 3 ou 4 éléments, et de ne l'augmenter que lentement et progressivement. La même précaution doit être prise lorsqu'on cesse l'électrisation.

On facilitera ainsi la résorption du caillot, en agissant modérément sur la circulation, et cette influence peut également être utile dans les cas où l'hémiplégie est due à une oblitération des vais-

seaux, ou à une compression dépendant de la stase
sanguine.

Nous affirmons qu'il n'y a aucun danger à faire
passer un courant continu modéré à travers l'en-
céphale. C'est, dans les cas d'hémiplégie, le traite-

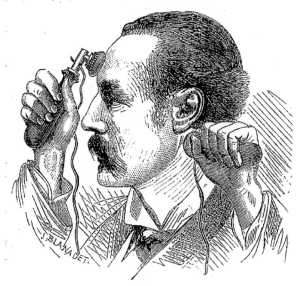

Fig. 92.

ment le plus rationnel et le plus utile. M. Letour-
neau, d'un autre côté, a proposé avec raison
l'emploi des courants continus pour certains cas
d'affections du cerveau; seulement il faut faire
bien attention à ne point déterminer d'interruptions brusques. Pour cela, le meilleur procédé,

comme nous l'avons déjà dit plus haut, est de
faire glisser lentement le pôle positif sur la peau
et de ne l'enlever que peu à peu. Il vaut mieux
cesser le passage du courant en enlevant d'abord le
pôle positif, car la rupture du courant paraît plus
intense lorsqu'on retire en premier lieu le pôle négatif. On dirait presque qu'il y a dans ce cas une
sorte de choc en retour, le courant allant, comme
on sait, du pôle positif au pôle négatif.

Dans la seconde période, c'est-à-dire quelques
semaines après le début de la maladie, on électrise
à la fois le sympathique cervical et les membres.
Après quelques séances on arrive presque toujours
à obtenir un peu plus de facilité et d'étendue dans
les mouvements.

Lorsque la lésion est considérable et que les
membres sont contracturés, on ne peut espérer leur
rendre le mouvement, mais on peut, dans ces cas,
calmer quelquefois les douleurs dont ils sont le siège
et faire cesser momentanément les contractures.

Il n'y a aucun avantage à se servir, dans cette
maladie, des courants induits, mais si on les employait, il ne faudrait agir que sur les muscles des
membres et avec des interruptions excessivement
rares.

Irritation spinale.

On a donné le nom d'*irritation spinale* à une affection caractérisée par la réunion des symptômes suivants : douleurs le long du rachis, provoquées surtout par la pression sur les apophyses épineuses,

présentant des irritations très variées, et accompagnées de troubles fonctionnels multiples et remar-
quablement mobiles.

L'emploi des courants continus nous a donné des
résultats très satisfaisants dans le traitement de
cette affection; dans quelques cas, il suffit de 6 à
8 séances pour obtenir une guérison complète. On
place le pôle positif sur les vertèbres cervicales, et
le pôle négatif dans la région lombaire ou sacrée,
au-dessous des points douloureux. Le courant devra avoir une intensité de 30 à 40 éléments, et sera
appliqué pendant 10 à 12 minutes chaque fois.
On peut, pendant une partie de la séance, promener légèrement et lentement le pôle positif le
long des vertèbres, mais sans faire d'interruptions

Myélite.

Quoiqu'il soit vrai que l'électricité ait une influence certaine sur la circulation et sur les phénomènes inflammatoires, il serait imprudent d'employer cet agent dans le traitement des maladies
aiguës du système nerveux central, au moins dans
les cas accompagnés de fièvre intense. Cependant,
dès que l'affection perd son caractère aigu, il peut
y avoir avantage à employer les courants continus
le plus tôt possible et à électriser directement la
moelle. Seulement il faut toujours agir avec une
prudence extrême, et n'employer qu'un courant
parfaitement constant, en ayant soin de ne déterminer aucune secousse.

Comme dans tous les cas où l'on cherche à obtenir un effet sédatif du système nerveux, le courant sera descendant, c'est-à-dire que l'on placera le pôle positif dans la région cervicale, et le pôle négatif dans la région lombaire. On ne dépassera pas le nombre de 20 à 30 éléments.

Dans la myélite chronique, on appliquera sur la colonne vertébrale un courant descendant (30 à 60 éléments), et en même temps, pendant une partie de la séance, on pourra agir à la fois sur la moelle et sur les membres paralysés, en maintenant le pôle positif sur la colonne vertébrale et le pôle négatif sur les membres.

Ataxie locomotrice.

Des recherches faites sur un grand nombre de malades nous ont démontré qu'on pouvait obtenir une grande amélioration dans la plupart des cas par l'emploi des courants continus, et souvent la maladie semble enrayée dans sa marche progressive.

Mais ici, plus que dans toute autre affection, il est nécessaire de s'occuper de la direction du courant et de la région que l'on doit électriser. Dans la plupart des cas, il est préférable d'employer un courant *ascendant*, c'est-à-dire de placer le pôle positif à la partie inférieure, et le pôle négatif à la partie supérieure de la colonne vertébrale. On emploiera de 30 à 60 éléments, et la séance ne durera pas plus de 10 minutes. Les effets les plus appréciables de

ce traitement sont la diminution des douleurs et
l'amélioration des phénomènes morbides qui existent du côté de la vessie.

Dans les cas de faiblesse considérable des jambes,
avec tendance atrophique des muscles, on pourra
employer un courant descendant et appliquer le
pôle positif sur les vertèbres dorsales, et le pôle négatif sur les vertèbres sacrées, un peu en dehors
de la colonne vertébrale.

Néanmoins si l'atrophie est considérable, on devra
agir sur les muscles directement avec des courants induits à interruptions rares, et l'on emploiera
un courant continu descendant sur les membres
inférieurs.

Nous avons même essayé une fois avec succès
l'emploi de la faradisation intense sur le trajet des
nerfs périphériques, pour atténuer des douleurs.
Ce procédé révulsif se rapproche comme effet de
l'élongation des nerfs, et il est probable que c'est
par une influence de ce genre qu'agit l'élongation
Il nous semble même qu'au lieu de faire l'élongation des gros troncs, on pourrait la faire sur de
petits filets périphériques. C'est évidemment un
essai à faire et que nous conseillons aux chirurgiens.

Enfin, dans certains cas, on peut n'agir que sur
le système général, en employant la galvanisation
du sympathique. On met le pôle positif sur les vertèbres cervicales et le pôle négatif sur l'épigastre.
On promène lentement le pôle positif le long de la
colonne vertébrale. Cette méthode n'est avantageuse

que dans la variété où prédominent les symptômes morbides de l'appareil respiratoire et de l'appareil digestif.

Il faut se garder d'électriser pendant les poussées congestives.

Paralysie infantile.

Le traitement dans la paralysie spinale de l'enfance doit consister dans l'électrisation modérée des régions de la moelle d'où partent les nerfs qui se rendent aux nerfs paralysés.

Voici comment nous procédons généralement : nous promenons d'abord les électrodes d'un courant continu sur les muscles malades, en faisant par moments quelques interruptions, puis nous plaçons le pôle positif sur la colonne vertébrale, et l'autre sur le trajet des nerfs qui se rendent aux membres atrophiés ; et enfin, tant pour agir sur la circulation de la moelle que pour combattre l'excitation qui a pu être produite, nous maintenons sur la colonne vertébrale, sans interruption pendant 2 à 3 minutes, un courant descendant de 10 à 25 éléments ; les séances durent de 10 à 12 minutes, et doivent avoir lieu tous les deux jours et même tous les jours, au début de la maladie.

Après quelques semaines de traitement, il est utile, la plupart du temps, de le suspendre pendant quinze jours ou un mois, et d'insister alors sur les autres agents thérapeutiques qui doivent être employés simultanément, tels que bains sulfureux ou salés, massage et surtout frictions (1).

Plus le début de l'affection est récent, plus on se trouve dans de meilleures conditions, et nous sommes convaincu (car nous avons pu en faire l'expérience) qu'en employant avec prudence les courants continus dès que la période aiguë a cessé, c'est-à-dire huit à dix jours après les premiers symptômes, on obtient des résultats bien plus satisfaisants.

A cette période, il ne faut employer qu'un courant descendant sur la moelle, très faible (10 à 15 éléments). On applique un courant plus fort (20 éléments) sur les muscles atteints, puis, peu à peu, on agit sur la moelle et sur les nerfs musculaires, avec des courants continus assez intenses.

Il est également utile d'électriser les muscles atrophiés avec des courants induits; mais cette application ne doit être faite que plus tard.

De plus dans cette affection surtout, nous recommandons expressément de n'employer que des courants induits à interruptions rares. Rien n'est plus mauvais que les courants induits ordinaires : on ne parvient ainsi qu'à irriter les nerfs cutanés,

---

(1) Nous nous servons principalement du Baume stimulant composé, dont la formule est ci-dessous, et que nous avons fait préparer par M. Marcotte, pharmacien :

    Essence de moutarde.................... 0gr,25
    Acide acétique......................... 5
    Teint. de piment....................... 10
    Eau de Cologne......................... 80
    Teint. de noix vomique................. 10

Frictions une fois par jour.

à surexciter le système nerveux des enfants, et
sans grand profit pour l'amélioration des muscles.
Chaque jour on voit des parents se plaindre que
l'électricité qu'on leur a conseillé d'employer, a une
action trop excitante pour leurs enfants malades.
Cela tient surtout à ce qu'on met entre les mains
des parents de mauvais appareils, et qu'en fait
le seul résultat qu'on obtienne avec ces appareils
c'est d'irriter les nerfs cutanés, sans même agir
sur le tissu musculaire. Les enfants, même les
plus délicats, supportent, au contraire, très bien
les courants induits assez intenses, lorsque les interruptions sont rares; quant aux courants continus, en ayant soin de choisir des piles à action
chimique faible, ils les tolèrent presque plus facilement que les adultes, et n'en éprouvent ni excitation ni sensation vraiment douloureuse.

La paralysie atrophique de l'enfance, qui est,
croyons-nous, toujours le résultat d'un refroidis-
sement (voir notre mémoire présenté à la Société
de médecine de Paris et notre *Traité d'électricité*,
2ᵉ édition), a été localisée dans les cellules des cornes antérieures de la moelle. C'est, dans tous les
cas, la lésion trouvée à l'autopsie pour la première
fois par M. Cornil. Mais ces autopsies, il faut bien le
reconnaître, ne donnent que le résultat ultime de la
maladie; ce ne sont pour ainsi dire que les décom-
bres de l'incendie. On ne peut pas affirmer que
ce soit là toujours le siège primitif et exclusif de la
maladie. Les faits cliniques et surtout l'examen de
la contractilité musculaire, nous obligent à recon-

naître que dans bien des cas la lésion, comme l'a
soutenu M. Bouchut, paraît débuter par le système
musculaire. Nous sommes parsuadé que l'une et
l'autre opinion est exacte, et que si souvent l'inflammation a lieu primitivement du côté de la
moelle, dans d'autres cas elle a lieu simultanément

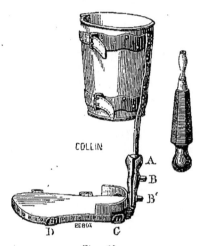

Fig. 93.

et du côté des centres et du côté de la périphérie.
C'est pour cela que nous appliquons dès le début
les courants et sur la moelle et sur les muscles.

Comme il existe toujours de l'atrophie de grou-
pes musculaires dans les membres inférieurs, il est
important d'employer également un petit appareil
orthopédique, dont la figure ci-jointe donne une
idée générale (fig. 87).

Ces appareils sont utiles surtout pour empêcher le pied de tourner, et ils jouent le rôle d'un tuteur pour un arbre trop faible, mais ils ne guérissent pas, car la seule chose qui guérit et améliore, c'est le traitement qui parvient à donner plus de force aux muscles. Nous sommes convaincu que toujours, lorsque les articulations sont relâchées, c'est uniquement parce que les muscles situés au-dessus sont affaiblis ou atrophiés; en effet, ce ne sont pas les ligaments, mais bien les muscles qui sont les vrais agents de la consolidation des articulations. La meilleure preuve est fournie par les clowns, qui ont les ligaments très relâchés, mais qui, ayant d'excellents muscles, sont, grâce à cela, remarquables par la régularité de leurs membres et la justesse de leurs formes. Aussi doit-on surtout chercher, dans toutes les déviations du pied, à fortifier le système musculaire.

Paralysie spinale de l'adulte.

Dans la paralysie spinale de l'adulte, nous appliquons un courant descendant de 40 à 60 éléments sur la moelle; de plus, pour éviter la dégénérescence musculaire, nous agissons aussi sur les membres paralysés, soit au moyen des courants induits, soit au moyen des courants continus interrompus, comme dans les cas d'atrophie musculaire progressive.

La contractibilité électrique se perd de bonne heure dans cette affection (Duchenne). Mais cette remarque s'applique surtout aux courants induits. En effet, dans cette maladie comme dans la paralysie atrophique de l'enfance, la contractilité persiste pour les courants continus, et elle est même souvent augmentée pour ces courants (*réaction de dégénérescence* ou *réaction idio-musculaire* (1).

Méningite spinale. — Pachyméningite.

L'emploi des courants continus nous a donné de bons résultats dans des cas de méningite spinale et de pachyméningite. Nous appliquions le long du rachis un courant descendant de 30 à 50 éléments, le pôle positif étant placé au niveau des premières vertèbres cervicales, et le pôle négatif sur l'angle sacro-vertébral. La durée de l'électrisation doit être de 10 minutes environ.

Atrophie musculaire progressive.

Dans le traitement de cette affection, il faut, pendant une partie de la séance, électriser uniquement la moelle avec un courant constant et d'une intensité moyenne (30 à 40 éléments), et, pendant 5 à 10 minutes, appliquer l'électrode positive sur la moelle, et l'autre sur les nerfs ou les plexus renfermant les nerfs qui se rendent aux muscles atrophiés. On devra en même temps, pendant 5 ou 6 minutes, promener le pôle négatif sur les mus-

(1) Le Dr F. Muller a très bien étudié ces symptômes dans la paralysie spinale de l'adulte. (Voir thèse sur ce sujet du Dr Paul Sauze.)

cles malades, et faire quelques interruptions. On
peut également, avec les courants induits, électriser les muscles atrophiés, mais il faut absolument
faire des séances courtes et n'employer que des interruptions très rares.

On peut dire de l'atrophie musculaire progressive, comme de la plupart des affections des centres
nerveux qui surviennent lentement et sans cause
apparente, que la réussite du traitement dépend
beaucoup des cas et de la constitution du malade.
Nous avons vu des atrophies musculaires progres-
sives s'améliorer réellement et assez rapidement, et
l'amélioration persister des années. D'autres au
contraire restent stationnaires, et enfin quelques-
unes marchent avec une rapidité extrême. C'est
surtout pour ces dernières qu'il est important d'employer des courants provenant de piles ayant peu
d'action chimique. Dans tous les cas, il faut, dans
les commencements, agir avec prudence, et même
écarter l'emploi du massage, de crainte d'irriter
trop la fibre musculaire. Il faut bien se rappeler
que l'atrophie musculaire progressive atteint surtout les personnes qui ont abusé de leurs muscles,
tels que les athlètes, etc. Un muscle est un élément
organique, et comme tel il a des propriétés inhé-
rentes de fatigue et de rénovation musculaire. On
croit trop volontiers que plus il agit, plus il se for-
tifie, et on oublie que dès qu'il agit sans être bien
nourri, loin de se développer, il devient de plus en
plus la proie de l'irritation.

Paralysie médullaire traumatique.

Les chutes sur la colonne vertébrale, ou les coups, ou encore les accidents de chemin de fer, amènent souvent consécutivement des paralysies et des atrophies assez considérables. Ces paralysies, malgré leur intensité, sont plus faciles à guérir que des paralysies analogues qui ne seraient point survenues accidentellement.

Dès que les phénomènes d'excitation ont cessé, on doit commencer à électriser avec des courants continus, en plaçant le pôle positif un peu au-dessus du point lésé, et le pôle négatif sur le trajet des nerfs périphériques et sur les muscles atrophiés.

Au bout de quelques séances par les courants continus, on devra y joindre l'électrisation localisée des muscles par les courants induits. Mais il faudra éviter de faire dans les commencements des interruptions rapides et trop énergiques.

Les accidents de chemin de fer sont ceux qui donnent le plus de complication, et presque toujours la guérison en est plus difficile à obtenir, surtout si on les compare aux cas analogues ayant pour cause des accidents ordinaires et ayant produit les mêmes lésions apparentes.

PARALYSIES
A LA SUITE D'AFFECTIONS AIGUES
OU D'INTOXICATIONS

Il survient souvent des atrophies musculaires ou des paralysies à la suite de maladies aiguës, de cachexies ou d'intoxications.

Intoxication saturnine.

Les paralysies qui sont le résultat de l'intoxication saturnine sont très communes. Pour les combattre, on agit sur les centres nerveux au moyen d'un courant continu descendant sur la moelle, et sur les muscles au moyen du même courant auquel on imprimera quelques interruptions, ou bien avec des courants induits assez intenses, appliqués directement sur les muscles atteints. De plus, l'électrisation du plexus cœliaque par les courants continus, en plaçant le pôle positif sur la moelle et le pôle négatif au-dessous de l'apophyse xiphoïde, fait cesser les douleurs si intenses de la colique de plomb. On emploie de 40 à 50 éléments.

En général le traitement est long, surtout si l'in-

toxication s'est faite lentement, et s'il y a rechute.
Dans les cas les plus prononcés, les muscles malades présentent la réaction *idio-musculaire*, c'est-à-
dire qu'ils se contractent mieux par les courants
continus que par les courants induits ; souvent
même ils se contractent plus facilement par ces
courants que des muscles sains. Ces symptômes
indiquent toujours que la guérison sera lente.

Colique sèche (myosalgie des muscles abdominaux).

On a cité de nombreux cas de guérison de la colique sèche par la faradisation cutanée *loco dolenti ;*
des accès d'une extrême intensité ont été instantanément arrêtés par ce mode de traitement. Toutefois l'accès seul est modifié, mais la maladie n'en
persiste pas moins, et elle peut donner lieu à de
nouvelles crises qui toutes ne seront pas aussi heu-
sement influencées par l'application des courants
induits.

Avec les courants continus, grâce à leur action
calmante et sédative, on peut espérer prévenir de
nouvelles crises. On appliquera un courant descendant de 30 à 60 éléments sur les muscles atteints
de myosalgie, en ayant soin de donner au courant
la direction des fibres musculaires. Ainsi, si l'on
veut électriser le muscle droit de l'abdomen, on mettra le pôle positif au niveau de l'appendice xiphoïde, et le pôle négatif un peu au-dessus du pubis. S'il s'agit du muscle grand oblique, on placera
le pôle positif sur la partie latérale du tronc, au

15.

niveau des dernières côtes, et le pôle négatif à la
partie antérieure et inférieure de l'abdomen. La
séance durera 10 à 12 minutes.

Paralysies consécutives à des fièvres.

Dans toutes les paralysies qui succèdent à des
fièvres éruptives ou à d'autres maladies aiguës, qui
accompagnent les cachexies, il faut surtout électriser la moelle et le grand symphatique avec des
courants continus.

Selon les conditions, et surtout lorsqu'on n'a pas
à redouter l'excitation produite par les courants
ascendants, il est préférable d'employer ces derniers.

Les courants électriques impriment à la nutrition générale une impulsion qui manque dans tous
ces cas ; ils raniment les fonctions, provoquent les
mouvements d'échange entre les éléments des tissus, et par conséquent réveillent l'organisme et aide
à le fortifier.

C'est principalement chez les enfants un peu
faibles, et chez lesquels ils survient une fièvre érup-
tive, que l'on rencontre de la parésie musculaire,
et la plupart du temps, cette parésie détermine soit
un léger pied bot, soit un peu de déviation de la
taille. Cette conséquence démontre bien l'influence
considérable des muscles sur les déviations des
membres et les avantages que l'on peut retirer de
l'électrisation. En effet, nous avons obtenu, un très
grand nombre de fois, une amélioration des plus

rapides et une guérison complète en agissant sur
les muscles affaiblis.

Il faut, dans ces cas, électriser les muscles localement avec des courants induits, et employer les
courants continus, appliqués des centres nerveux
aux nerfs phériphériques. Nous commençons la
séance par 2 minutes d'électrisation de courants
continus, puis 2 minntes de courants induits, et
enfin nous terminons en reprenant pendant 2 à 3
minutes les courants continus. Nous croyons ce
procédé le plus avantageux, car en électrisant d'a-
bord par des courants continus, nous augmentons
la circulation dans le muscle sans le faire fonctionner; de cette manière les courants induits n'a-
gissent que sur des fibres pouvant trouver dans la
circulation qui se trouve ainsi augmentée, tous
les éléments nécessaires à leur travail.

Dans ces atrophies, comme dans toutes celles qui
dépendent d'un trouble de la nutrition, il faut quelquefois se garder de vouloir. dès le début, trop
faire fonctionner le muscle, C'est une erreur que
nous avons déjà signalée pour les cas d'*atrophie
musculaire progressive*, et sur laquelle nous insistons, parce ce qu'elle est très répandue et qu'elle
peut être funeste. Il en est de même pour le massage exagéré. Souvent, en effet, on détermine ainsi
une irritation du muscle, et on augmente même
l'atrophie au lieu de l'entraver. La fibre musculaire
ne peut donner qu'un certain travail, et pour le
donner il faut absolument que la circulation y soit
proportionnelle au travail demandé.

Paralysies consécutives à la diphtérie.

On a souvent l'occasion d'observer à la suite des angines diphtéritiques, des paralysies des membres et plus spécialement du voile du palais et des cordes vocales. Celles-ci ayant perdu leur mobilité et quelquefois leur sensibilité, il en résulte soit des accès de suffocation, surtout pendant l'ingestion des boissons, soit une altération de la voix qui peut persister très longtemps.

Les muscles du voile du palais présentent souvent, après les angines diphtéritiques, la *réaction idio-musculaire* ou *réaction de dégénérescence*, c'est-à-dire qu'on obtient facilement des contractions avec les courants continus, tandis qu'on n'en obtient pas avec des courants induits intenses. Cette réaction spéciale des muscles est toujours un signe de l'altération profonde des filets nerveux, et de plus, au point de vue du pronostic, elle indique que la paralysie aura une certaine durée.

Lorsque la contractilité musculaire n'est pas pas modifiée, la guérison est assez rapide : nous l'avons obtenue après deux ou trois séances ; dès la deuxième séance, le malade a pu avaler très facilement ; nous devons ajouter qu'il n'y avait pas dans ce cas d'autre complication.

Souvent les paralysies du voile du palais sont accompagnées de paralysies des membres, avec plaques d'anesthésie et fourmillement aux extrémités. Il faut alors agir sur chacune de ces paraly-

sies, et il est important d'appliquer un courant
continu assez intense, en
mettant le pôle positif sur
les vertèbres cervicales
et le pôle négatif sur les
nerfs atteints ou sur les
muscles paralysés et atrophiés. Ces paralysies guérissent toujours lors-
qu'elles sont soignées au
début, mais la durée de
la guérison est quelque-
fois assez longue.

**Paralysies consécutives
à la fièvre typhoïde.**

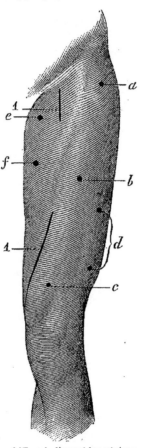

La fièvre typhoïde ainsi
que d'autres affections
aiguës telles que la scarlatine, etc., laissent quelquefois à leur suite une
contracture des muscles
fléchisseurs des membres
inférieurs, contracture

Fig. 94. — 1, 1, nerf crural ; —
a, tenseur du fascia lata; —
b, droit antérieur; — c, vaste
interne ; — d,d, vaste interne ; —
e, pectiné; — f, grand adducteur.

(Dans cette figure les traits et les chiffres indiquent les régions
où il faut placer les rhéophores pour agir sur les nerfs ; les points
et les lettres indiquent les régions où il faut placer les rhéophores
pour électriser les muscles.)

qui peut disparaître spontanément, mais qui le plus souvent devient l'origine de grandes infirmités. L'application des courants continus donnera presque toujours d'excellents résultats.

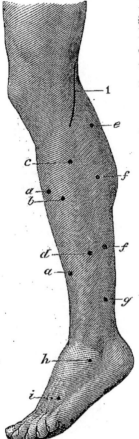

Si la contracture se trouve localisée aux muscles fléchisseurs de la cuisse sur le bassin (fig. 88) on appliquera un courant descendant de 20 à 25 éléments le long du trajet du nerf crural (1,1). Pendant quelques minutes on placera le pôle positif sur la région lombaire de la colonne vertébrale, et le pôle négatif à la base du triangle de Scarpa, puis on mettra le pôle positif sur ce

Fig. 95. — *a, a,* jambier antérieur ; — *b,* extenseur du gros orteil ; — *c,* long péronier ; — *d,* court péronier ; — *e,* jumeaux ; — *f, f,* soléaire ; — *g.* fléchisseur propre du gros orteil ; — *h,* pédieux ; — *i,* interosseux.

(Dans cette figure les traits et les chiffres indiquent les régions où il faut placer les rhéophores pour agir sur les nerfs ; les points et les lettres indiquent les régions où il faut placer les rhéophores pour électriser les muscles.)

dernier point, et le pôle négatif à la partie inférieure et interne de la cuisse.

Si la contracture occupe les muscles fléchisseurs
de la jambe (fig. 95), on agira de la même façon,
c'est-à-dire que l'on appliquera un courant descendant le long du nerf sciatique, en plaçant le pôle
positif au niveau de l'échancrure sciatique, et le
pôle négatif d'abord sur le creux poplité, puis sur
la gouttière située en arrière de la malléole externe.
Après 7 à 8 minutes, on électrisera les muscles de
la région antérieure de la jambe, c'est-à-dire ceux
désignés sur la figure 95 par les lettres a et d. On
aura soin, comme précédemment, de déterminer
quelques interruptions, afin d'exciter la contraction
de ces muscles.

Chez les enfants qui ont été atteints de variole,
de rougeole, de scarlatine, etc., il survient souvent
de la parésie musculaire, qui presque toujours se
localise dans les muscles de la jambe. Les péroniers sont les plus atteints et leur faiblesse fait
tourner le pied ; de là de légers pieds bots qui
sont sûrement guéris par l'électrisation de ces
muscles.

Paralysies consécutives au choléra, à la variole, etc.

Les *crampes* si douloureuses chez la plupart des
malades attteints du choléra, sont très heureuse-
ment combattues par l'application des courants
voltaïques. On applique un courant descendant
de 20 à 30 éléments et même plus, le long des

muscles contracturés, pendant 5 à 6 minutes. Les douleurs deviennent rapidement moins violentes, et le malade peut jouir d'un· peu de repos. Si les crampes se reproduisent au bout d'un certain temps, on renouvellera l'application du courant comme précédemment, et presque toujours l'on obtiendra de très heureux effets. Dans ces cas, on peut avec avantage employer les chaînes de Pulvermacher.

Le choléra, de même que le scorbut, etc., laissent souvent à sa suite des *paralysies* et même de *l'atrophie* de certains muscles, principalement dans les membres inférieurs. On cherchera, dans ces cas, à activer la nutrition des membres par l'application des courants continus, en même temps que l'on excitera la contraction des muscles atteints, au moyen des courants induits ou des courants continus interrompus.

Les indications sont les mêmes pour les paralysies ou les atrophies qui sont consécutives aux fièvres éruptives, telles que la variole ou la rougeole.

AFFECTIONS DU SYSTÈME MUSCULAIRE

Fatigue musculaire.

La contraction exagérée d'un muscle a pour résultat d'occasionner un certain état de rigidité de ce muscle, et d'en rendre ainsi l'exercice difficile et pénible. La plupart du temps, après un repos de quelques heures, cette rigidité disparaît ; mais si le muscle est soumis à un exercice trop violent ou trop continu, il arrive à un certain état de rigidité permanente, désignée sous le nom de *fatigue musculaire* et qui n'est autre chose qu'une légère contracture, état que nous proposons de nommer *contracturie*. Pour combattre cette affection, souvent fort pénible, il suffit d'appliquer pendant 4 ou 5 minutes, sur le muscle atteint, un courant descendant de 30 à 40 éléments et même plus, selon la constitution du malade. Dès la première séance, il y a une remarquable amélioration, et, si l'on répète le même traitement, on ne tarde pas à obtenir une entière guérison.

Contracture.

La contracture peut être considérée comme produite soit par l'excitation permanente d'un nerf moteur, soit par le manque de circulation dans un muscle.

On conçoit donc facilement que l'application des courants induits sur un muscle atteint de contracture ne pourra qu'en augmenter l'excitation ; par conséquent, un pareil mode de traitement ne paraît guère logique. Cependant Duchenne (de Boulogne) a cru devoir en préconiser l'emploi, non point en appliquant les courants induits sur le muscle contracturé, mais sur les muscles antagonistes. Ce procédé donne quelquefois d'assez bons résultats, mais, à vrai dire, il est loin d'être préférable à l'emploi des courants continus.

Pour nous, le meilleur moyen de combattre les contractures et les contracturies est sans contredit l'emploi des courants continus. Ceux-ci, en effet, augmentent la circulation sans déterminer de contractions musculaires; ils produisent donc l'effet utile sans risquer de déterminer les effets nuisibles. De plus, non seulement ils agissent sur la circulation, mais dans les cas où la contracture est due à l'excitation continue d'un nerf, ils diminuent l'excitabilité de ce nerf, et font ainsi sesser la contracture.

On emploie un courant de 30 à 60 éléments, à direction descendante, le long du nerf qui se rend au muscle contracturé. Chaque séance devra durer de 10 à 15 minutes.

Pour la contracture hystérique, on peut souvent employer avec avantage les courants faibles et permanents (voy. page 155 et suiv.).

Rhumatisme musculaire. — Lumbago.

Les courants induits, dans le traitement du rhumatisme musculaire, donnent presque toujours de bons résultats. Ils doivent surtout être appliqués au moyen du pinceau électrique, et être localisés dans la région cutanée. Ce procédé néanmoins est très douloureux, et de plus, assez fréquemment, quelque temps après l'électrisation, les douleurs reviennent, après avoir disparu un instant.

Les courants continus, moins douloureux, ont l'avantage d'agir énergiquement sur la circulation locale et, de plus, d'influencer les nerfs sensitifs et par suite, les actions réflexes qui produisent les contractures des muscles et surtout les *contracturies*.

Il faut, dans les cas de rhumatisme musculaire, appliquer le pôle positif sur le trajet du nerf musculaire le plus près possible de son point de sortie et promener le pôle négatif sur le muscle tout entier, avec un courant assez énergique (40 à 60 éléments); mais à la fin de la séance, il faut toujours diminuer l'intensité du courant, et maintenir les rhéophores en place sans déterminer d'interruption.

Dans le lumbago, par exemple, on met d'abord le pôle positif sur les premières vertèbres dorsales, à droite ou à gauche des apophyses épineuses, et l'on promène le pôle négatif sur tous les muscles de la région sacro-lombaire. Après 5 ou 6 minutes de cette application, on laisse les deux pôles à la

même place, pendant le même espace de temps,
en maintenant le pôle positif toujours près de
l'origine des nerfs, et le négatif sur la masse musculaire.

Rhumatisme articulaire.

Plusieurs auteurs ont obtenu de bons effets des
courants continus dans le rhumatisme articulaire ;
c'est même à cette influence salutaire des courants
continus que Remak a donné le nom d'*effets cataly-
tiques*.

Nous devons cependant faire observer que d'après
nos observations personnelles, l'électricité réussit
moins bien dans le rhumatisme articulaire que
dans le rhumatisme musculaire, où ses effets sont
vraiment souvent étonnants.

Néanmoins, pour augmenter la souplesse des articulations et pour diminuer le gonflement chronique, on agira directement sur l'articulation avec
un courant d'une intensité aussi grande que cela
sera possible. On diminuera la force du courant,
s'il survenait des douleurs très vives et surtout s'il
se produisait une poussée aiguë. Dans ce dernier
cas, on devra même suspendre le traitement pendant quelque temps.

Une des actions les plus avantageuses des courants
continus dans le rhumatisme articulaire est de diminuer et enlever les contracturies secondaires
des muscles, ou de faire disparaître les atrophies
musculaires qui si souvent apparaissent à la suite
des lésions chroniques des articulations. Les séan-

ces ne doivent pas dépasser 10 à 12 minutes.

Le Dr Brachet (d'Aix) a obtenu d'excellents résultats dans les cas anciens de rhumatisme chronique avec ankylose. Voici comment il procède: il commence par déterminer des mouvements dans l'articulation, et il fait ceux-ci aussi violents que possible, sans tenir compte de la douleur; puis il enlève les douleurs presque instantanément, en électrisant fortement et jusqu'à rubéfaction intense, avec des courants continus, toute la surface cutanée qui entoure l'articulation.

Le Dr Moncorvo (de Rio-de-Janeiro) a employé avec succès les courants continus dans le rhumatisme chronique noueux chez des enfants, et la guérison obtenue est d'autant plus remarquable que tous les autres agents thérapeutiques avaient échoué.

Nous croyons que les courants continus, dans ces affections, réussissent toujours mieux chez les enfants que chez les adultes et surtout que chez les vieillards. Nous répétons ici ce que nous avons déjà eu l'occasion de signaler, c'est que, contrairement à ce que l'on croit généralement, les enfants supportent mieux et profitent plus des courants électriques que les personnes âgées. Nous avons bien rarement vu une excitation quelconque être provoquée chez des enfants par des courants électriques méthodiquement employés, et presque toujours ce traitement amène chez eux un effet salutaire, c'est-à-dire la sollicitation à une nutrition plus active, soit générale, soit locale.

Atrophie musculaire.

Dans l'atrophie musculaire simple qui résulte d'un défaut d'exercice ou d'un commencement d'altération de nutrition dû au voisinage de régions enflammées les courants induits, appliqués directement sur les muscles, sont préférables aux courants continus. *C'est dans ces cas que les courants induits trouvent leur meilleure application.*

Il faut électriser chaque muscle séparément, et en même temps ne pas faire des interruptions trop rapides.

Dans les atrophies musculaires dont la cause première est une affection du système nerveux, soit central, soit périphérique, les courants continus sont au contraire plus avantageux.

On appliquera d'abord un courant descendant de 30 à 60 éléments sur la moelle, si l'atrophie est de cause centrale, ou sur le nerf du muscle atrophié, si cette atrophie est une cause périphérique. Après quelques minutes, on appliquera les rhéophores aux deux extrémités de chaque muscle, et l'on en déterminera la contraction par des interruptions plus ou moins nombreuses du courant. La durée de chaque séance sera de 12 à 15 minutes.

Le traitement mixte, c'est-à-dire l'emploi dans la même séance des courants induits et des courants continus est d'ailleurs ce qui convient le mieux dans la plupart des atrophies musculaires.

On peut suivre les progrès de la force muscu-

laire au moyen des différents dynamomètres. Celui que nous préférons, et dont l'idée première appartient au professeur Axenfeld, est le suivant que
nous avons fait construire par M. Collin et qui pour
rait s'appeller dynamomètre universel (fig. 90). Il se

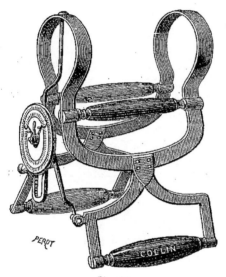

Fig. 96.

compose, de deux boubles tiges qui sont réunies à
leur partie moyenne et à leur extrémité. La partie
moyenne sert à mesurer la force des muscles de la
main, comme cela a lieu dans les dynamomètres
ordinaires. Pour mesurer la force soit de l'avant-
bras, soit du bras, on place le dynamomètre sous

l'aisselle ou sur le pli du coude et on cherche à rapprocher les deux branches.

On peut de même mesurer la force des cuisses; pour cela on place les deux branches entre les deux cuisses et l'on cherche à les rapprocher comme pour les bras. Pour mesurer la force des jambes et surtout des muscles qui fléchissent le cou-de-pied, il faut placer le dynamomètre à terre, et lui donner un point d'arrêt. Cela fait, on applique le pied sur la petite branche horizontale, et on la comprime, en ayant bien soin de ne pas lever le talon de dessus terre, car alors on agirait sur le dynamomètre par le poids du corps.

De plus, avec cet instrument, on peut mesurer la force des extenseurs. Pour cela on cherche à séparer les branches; l'aiguille, dans ce cas, inscrit sur le cadran la force dépensée dans le sens du tirage.

Pied bot.

L'application de l'électricité peut donner d'excellents résultats dans le traitement du pied bot, en augmentant la tonicité des muscles trop faibles dont le relâchement peut être considéré comme la principale cause de cette difformité.

Les déformations du pied, à l'exception des cas où il y une lésion osseuse ou articulaire, ont toujours pour cause une modification dans le fonctionnement des muscles du pied, soit qu'il y ait paralysie ou atrophie de certains muscles, soit qu'il y ait contracture. D'une manière générale, les con-

tractures sont plus rares que les atrophies et dépendent presque toujours d'af-
fections cérébrales.

M. J. Guérin a soutenu
que les déformations pro-
venaient surtout des con-
tractures, mais les cas dus
à des paralysies ou à des
parésies sont bien plus
nombreux. Cette proposi-
tion de M. Guérin n'est vraie
que chez les malades qui
ont été atteints de méningite, d'hydrocéphalie, tandis que dans tous les au-
tres cas, il y a toujours au
moins au début (et comme
origine réelle de la défor-
mation) de la faiblesse d'un
ou de plusieurs muscles.
Comme l'a si bien démon-

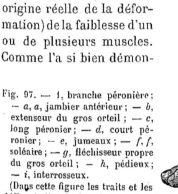

Fig. 97. — 1, branche péronière ;
— a, a, jambier antérieur ; — b,
extenseur du gros orteil ; — c,
long péronier ; — d, court péronier ; — e, jumeaux ; — f, f,
soléaire ; — g, fléchisseur propre
du gros orteil ; — h, pédieux ;
— i, interrosseux.

(Dans cette figure les traits et les
chiffres indiquent les régions où il faut placer les rhéophores pour
agir sur les nerfs ; les points et les lettres indiquent les régions où
il faut placer les rhéophores pour électriser les muscles.)

tré Malgaigne, cette théorie a eu des conséquences
déplorables, car on s'est mis à faire des ténoto-
mies à propos de la moindre déviation et, la plupart du temps, au grand détriment des malades.

Il faut bien se garder de confondre la rétraction
plus ou moins forte d'un groupe musculaire, rétraction qui survient à la longue par suite d'inertie
musculaire, ou par suite d'affaiblissement des antagonistes, avec une vraie contracture. Cet état du
muscle ne peut être amélioré que par une nutrition plus normale du membre.

Les muscles le plus souvent atteints sont le jambier, l'extenseur du gros orteil et les péroniers. On
mettra donc les rhéophores des courants induits
sur les points *a*, *a* (fig. 97) pour électriser le jambier, aux points *b*, *c* et *d* pour l'extenseur du gros
orteil et pour les muscles péroniers. Autant que
possible, il faut employer des courants à intermittences rares, bien mouiller la peau, et ne pas
exciter les nerfs cutanés. Comme ces applications
se font surtout chez les enfants, il est très important de ne pas déterminer d'excitation générale, et
l'on est certain alors d'obtenir des résultats très
avantageux.

Lorsque, au contraire, les muscles postérieurs
sont atteints, on mettra les rhéophores aux points
c; *f*, *g*, en ayant toujours soin de ne point trop
exciter ces muscles.

Avec les courants continus, qui doivent toujours
être employés simultanément, on placera le pôle
positif sur la branche nerveuse, au point 1, et même

pendant une partie de la séance sur les vertèbres lombaires, et le pôle négatif sera mis sur les muscles atrophiés.

Il nous est impossible d'entrer ici dans la description de toutes les variétés de pieds bots, mais d'une façon générale, on peut dire qu'à côté des appareils orthopédiques, le point principal du traitement de ces affections est de bien rechercher les muscles de la jambe qui sont affaiblis et de les sommettre fréquemment à l'électrisation par les deux espèces de courants électriques.

Dans les cas de contracture, il faudra cependant se servir presque exclusivement des courants continus : l'intensité du courant variera suivant l'âge du malade et surtout suivant sa susceptibilité ; les enfants, nous l'avons déjà dit, supportent admirablement bien et sans excitation les courants continus assez intenses, pourvu qu'on ne fasse pas trop d'interruptions.

Déviations de la taille.

Les principales déviations de la taille, ou du moins les plus nombreuses, sont le résultat d'une faiblesse musculaire des muscles qui maintiennent le rachis. Nous ne parlons évidemment que des déviations qui se redressent facilement par la suspension, ou que l'on peut même modifier par la pression de la main. Ces déviations, qui se rencontrent surtout chez des jeunes filles anémiques ou chez de jeunes garçons quand ils grandissent beaucoup, ou encore après une maladie générale, sont rapidement améliorées par l'électrisation des muscles du rachis, surtout si l'on peut en même temps fortifier l'état général.

On a attribué ces déviations presque uniquement aux attitudes scolaires. M. le Dr Thorens a fait récemment sur ce sujet, à la Société d'hygiène pratique, un excellent rapport; mais, malgré ses réserves, il exagère encore, comme la plupart des auteurs, cette influence. Elle n'agit, selon nous, que comme cause dirigeante et non comme cause réelle. Celle-ci est uniquement la faiblesse musculaire, et la preuve la plus convaincante est la fréquence de cette affection, dans une proportion énorme, en faveur des jeunes filles, et chez celles-ci en faveur de celles qui sont anémiques ou qui ont grandi rapidement. Les garçons écrivent plus et font même moins attention à leur attitude, et cependant les déviations sont rares chez eux, et lorsqu'elles existent, c'est principalement chez des garçons d'une organisation délicate ou affaiblie par une maladie générale.

Il faut employer les courants induits à interruptions rares, et les courants continus avec un nombre d'éléments assez considérable, mais avoir bien soin de choisir des piles à action chimique faible.

Atrophies consécutives aux affections articulaires.

Presque toutes les affections des articulations amènent consécutivement une atrophie des muscles environnants, mais ces atrophies se font pour ainsi dire d'après des règles fixes, que l'on peut résumer ainsi : *l'atrophie porte principalement sur le muscle extenseur qui est au-dessus de l'articulation lésée.* Ainsi pour l'articulation tibio-tarsienne, ce sont les péroniers et les jambiers qui sont atrophiés ; pour le genou, c'est le triceps ; pour l'artilation coxo-fémorale, ce sont les fessiers, etc.

Nous ferons remarquer, en passant, qu'on examine trop rarement les muscles fessiers, et que très souvent on ne s'aperçoit pas de leur atrophie, alors que c'est là la seule cause de la claudication ou de la faiblesse de la jambe (Avec M. le professeur Guyon nous avons eu l'occasion d'observer quelques cas de ce genre très typiques) (1).

Chaque fois qu'il y a, ou qu'il y a eu une lésion articulaire quelconque, il faut donc examiner les muscles qui avoisinent l'articulation, et cela surtout dans les cas qui paraissent les plus bénins. C'est, en effet, principalement dans les entorses légères que ces atrophies surviennent, quoiqu'on puisse expliquer difficilement comment une lésion si petite, si passagère, à laquelle le malade dans le premier moment n'a souvent pas fait attention, peut amener une atrophie aussi rapide et aussi considérable.

Il faut électriser les muscles atrophiés avec des

(1) La coxalgie présente quelquefois des accidents tardifs après une guérison apparente de cette maladie, accidents qui font croire à une récidive qui n'existe réellement pas, et qui sont le résultat de l'atrophie des muscles fessiers (Verneuil). La parésie de ces muscles détermine une attitude vicieuse qu'augmente encore l'action du muscle psoas iliaque.

16.

courants induits à interruptions rares pendant les premiers jours, et avec des courants continus avant et après les courants induits.

De la contractilité
comme moyen de diagnostic.

L'état de la contractilité musculaire permet souvent de préciser le diagnostic, et même quelquefois, c'est le seul moyen de l'établir d'une façon exacte.

On peut résumer les principales conditions sous les quatre propositions suivantes :

I. *Les courants induits donnent des contractions normales.*

Conclusion. — Dans ces conditions ni les muscles, ni les nerfs périphériques, ni la portion de la moelle d'où partent les nerfs qui se rendent aux muscles paralysés, ne sont lésés. Cette proposition sera confirmée si en même temps l'excitabilité des nerfs et des muscles est normale pour les courants continus.

Dans la plupart de ces cas, on sera en présence de paralysies de cause cérébrale. Si les contractions sont très prononcées par les courants induits et très faibles par les courants continus, tandis que la sensibilité farado-musculaire est atteinte en partie, on peut presque affirmer que la paralysie est de cause hystérique.

II. *La contractilité farado-musculaire est diminuée, et la contractilité galvano-musculaire est normale ou fort peu modifiée.*

Conclusion. — Le système nerveux seul est légè-rement altéré, mais l'altération a été lente et incom-plète ; les fibres musculaires n'ont encore éprouvé que des lésions partielles ou peu graves.

III. *La contractilité farado-musculaire est abolie et la contractilité galvano-musculaire persiste et est même augmentée.*

Conclusion. — Destruction rapide des différentes espèces de filets nerveux, ou des cellules de la substance grise de la moelle.

Il faut bien se rappeler que la perte de la con-tractilité farado-musculaire implique toujours la destruction des éléments nerveux, mais que la fibre musculaire peut encore exister presque normale ; celle-ci, en effet, *ne se contracte sous l'influence des courants induits que par l'intermédiaire des nerfs.* C'est pour cela que nous avons donné à la contrac-tion qui a lieu uniquement par les courants con-tinus le nom de *réaction idio-musculaire,* et que nous avons soutenu, malgré la grande autorité de Claude Bernard, que le *curare* n'agit que sur les *troncs nerveux moteurs* des membres et qu'il laisse intacts les centres nerveux et les plaques termi-nales.

Lorsque primitivement on n'a obtenu aucune contraction avec les courants induits, et qu'après quelque temps de traitement les contractions, tout en restant abolies pour les courants induits, sont moins excitables pour les courants continus, c'est un signe favorable, qui indique que les nerfs se régénèrent et que la guérison peut avoir lieu.

IV. *La contractilité farado-musculaire et la contractilité galvano-musculaire sont toutes les deux abolies.*

Conclusion. — Destruction complète du système
nerveux et du système musculaire.

Lorsqu'il y a eu une paralysie complète avec perte
de la contractilité électro-musculaire, celle-ci persiste quelquefois ou du moins persiste avec des
courants d'intensité ordinaire, alors même que les
contractions volontaires ont reparu.

AFFECTIONS DES VOIES DIGESTIVES

Gastralgie.

Le mot de *gastralgie*, qui a servi à désigner des affections de l'estomac de natures très diverses, doit s'appliquer uniquement à un trouble nerveux des fonctions digestives, s'accompagnant de douleurs plus ou moins vives, sans qu'il ait été possible de constater aucune lésion organique de l'estomac.

L'application des courants continus dans le traitement de cette affection rend quelquefois de grands services. On placera le pôle positif au niveau des dernières vertèbres cervicales, et le pôle négatif sur le creux épigastrique, un peu au-dessous du point douloureux. On emploiera un courant de 20 à 30 éléments, et l'on pourra renouveler les séances tous les jours, pendant 6 à 8 minutes.

La faradisation cutanée sur le creux de l'estomac pourra également être employée avec avantage.

Dilatation de l'estomac (atonie des parois stomacales).

La dilatation de l'estomac peut être consécutive à des lésions organiques de ses parois, et dans ce

cas l'action de l'électricité ne saurait intervenir efficacement. Mais lorsque cette dilatation est le résultat d'une atonie ou d'une paralysie des fibres musculaires de ce viscère, ce mode de traitement devra
être appliqué de préférence, et il donnera des résultats que l'on ne saurait attendre des autres agents
thérapeutiques.

On placera le pôle positif sur la paroi abdominale
soulevée par la distension de l'organe, et le pôle
négatif en arrière, au niveau de la troisième vertèbre
dorsale. Après avoir fait ainsi passer pendant 5 à
6 minutes un courant de 30 éléments, on appliquera
l'un des pôles sur la grande courbure de l'estomac,
l'autre sur la petite courbure, et l'on imprimera au
courant quelques interruptions afin d'exciter la
contraction des parois de cet organe.

On devra également, dans ce dernier but, se servir d'un courant induit de moyenne intensité, et
n'ayant qu'une à deux interruptions par seconde.
Les tampons seront placés, l'un vers la partie
moyenne de l'abdomen, sous les fausses côtes, et
l'autre sur la même ligne, mais à gauche.

Les séances devront être renouvelées tous les
jours.

Vomissements nerveux.

Le vomissement nerveux, ou vomissement essen-
tiel, est une affection caractérisée par des vomissements fréquents de mucosités et par le rejet des
aliments, sans que l'estomac soit le siège d'aucune
douleur ni d'aucune lésion. L'action sédative des

courants continus descendants pourra être employée ici avec avantage. On appliquera le pôle positif au niveau des dernières vertèbres cervicales, et
le pôle négatif sur l'appendice xyphoïde. Le courant
sera d'abord de faible intensité (12 à 15 éléments),
mais on pourra augmenter progressivement le
nombre des éléments jusqu'à 25 et 30. Les séances
seront renouvelées tous les jours.

Entéralgie.

Dans le traitement de l'entéralgie on appliquera,
comme pour la gastralgie, un courant continu descendant de 20 à 30 éléments, le pôle positif étant
placé au niveau de la dixième vertèbre dorsale, et
le pôle négatif sur l'abdomen, un peu au-dessous
de l'ombilic.

Obstruction intestinale.

L'arrêt des matières fécales dans l'intestin peut
tenir à deux causes : 1° à l'étranglement interne ou
externe de cet organe; 2° à sa dilatation.

1° ÉTRANGLEMENT INTESTINAL. — Lorsque l'étranglement est dû, en dehors de toute lésion, à la contraction spasmodique des fibres circulaires (étranglement nerveux), on appliquera un courant continu
de 30 à 60 éléments, dirigé dans le sens des mouvements normaux du tube digestif, c'est-à-dire que
l'on placera le pôle positif sur l'abdomen et le pôle
négatif dans le rectum. On pourra, dans le même

but, employer un courant induit, avec des interruptions très rapides.

Mais c'est le plus souvent dans les cas d'étranglement réel que l'on a recours à l'électricité et, quelquefois, on peut arriver à sauver, par ce procédé, des malades voués à une mort certaine. Dans ces cas, on électrise d'abord, pendant 3 à 4 minutes, les intestins avec des courants induits, et, autant que possible, en ne faisant que 2 interruptions par seconde, mais avec un courant très intense, et en plaçant un des rhéophores dans le rectum et l'autre sur le ventre. Puis, pendant le même espace de temps, on électrisera de la même façon avec des courants continus, en faisant quelques interruptions. Enfin on applique sur l'abdomen des rhéophores d'un fort courant continu. Deux ou trois séances par jour.

Dix minutes après l'électrisation, il est toujours utile de faire administrer un grand lavement aussi chaud que possible.

L'obstruction intestinale doit céder dans les vingt-quatre heures et, si elle persiste, il est préférable d'essayer alors des procédés chirurgicaux proprement dits.

2º DILATATION INTESTINALE. — Lorsque les fibres circulaires de l'intestin sont atteintes de paralysie, les parois de cet organe perdent leur tonicité et se laissent distendre par l'accumulation des matières fécales : les mouvements péristaltiques sont abolis, et l'on observe alors des symptômes de constipation opiniâtre. Pour rendre à ces fibres la tonicité qu'elles ont perdue, l'électricité est un moyen des plus utiles. En agissant, mais bien plus modérément, de la même manière que nous venons de l'indiquer dans le cas d'étranglement, on voit les contractions péristaltiques devenir plus actives, et lorsque les séances ont été renouvelées quelques fois, l'intestin recouvre souvent sa tonicité normale.

MALADIE
DES ORGANES GÉNITO-URINAIRES

Paralysie de la vessie.

Les courants induits et les courants continus ont été également employés dans la paralysie de la vessie; ces derniers ont donné les meilleurs avantages. Il y a deux modes d'application de ces courants :

1° Si le cathétérisme n'est pas douloureux, on introduit un des pôles dans la vessie (pôle négatif) au moyen d'une sonde contenant un conducteur métallique très souple ; l'autre pôle (pôle positif) est placé sur la colonne vertébrale. Il faut avoir soin d'injecter de l'eau dans la vessie avant d'établir le courant, afin d'empêcher toute action électrolytique sur un point de la paroi vésicale, et pour électriser, par l'intermédiaire du liquide, toute la surface interne de la vessie. Si la vessie renferme de l'urine, il est inutile d'injecter un liquide.

2° Dans les cas où le cathétérisme est douloureux on peut se dispenser d'introduire un des réophores dans la vessie, et l'on applique alors le pôle positif sur les dernières vertèbres dorsales, et le pôle négatif sur l'abdomen, immédiatement au-dessus du pubis. Puis on met le pôle positif sur le périnée, en maintenant le pôle négatif à la même place. Dans l'emploi des courants induits, il faut toujours mettre un des réophores dans la vessie.

Incontinence d'urine chez les enfants.

Chez les enfants qui perdent leur urine pendant le sommeil, l'électrisation de la partie inférieure de la moelle amène presque toujours une guérison radicale. On appliquera un courant descendant, de 15 à 40 éléments, suivant la force et la sensibilité du sujet. On comprend combien ce procédé est avantageux surtout chez les enfants, où il est préférable de ne pas faire de cathétérisme.

L'emploi des courants induits est moins indiqué, mais on peut aussi les employer dans les cas où il y a surtout une faiblesse des muscles de la vessie. On applique un des pôles au périnée et l'autre sur le pubis et l'on fait passer un courant moyen pendant 2 à 3 minutes seulement. Avec les courants continus, on peut également, pendant la première partie de la séance, appliquer les tampons sur les mêmes régions.

Spasmes de la vessie et de l'urèthre.

L'influence des courants continus dans les spasmes de la vessie et de l'urèthre est des plus remarquables, et il est peu d'affections où leur emploi soit aussi utile.

Nous avons observé plusieurs cas dans lesquels les malades se plaignaient de pesanteur du côté de la vessie, d'envies fréquentes d'uriner, de ténesme, d'érections douloureuses pendant la nuit, et après fort peu de séances, tous ces phénomènes ont disparu presque complètement.

On applique le long de la colonne vertébrale un courant descendant de 30 à 50 éléments ; pendant quelques minutes, on peut également appliquer le pôle positif sur le périnée, et le pôle négatif sur le pubis, avec un courant de 15 à 30 éléments.

Il est évident que dans les cas où ces symptômes sont le résultat de lésions organiques, on ne peut obtenir de guérison durable, mais alors les courants continus peuvent rendre de vrais services au chirurgien, en calmant momentanément les spasmes, et en permettant une dilatation plus ou moins grande de la vessie.

Spermatorrhée.

Les courants continus nous ont donné dans plusieurs cas de spermatorrhée de très bons résultats. Nous appliquons d'abord un courant descendant sur la moelle ; puis, pendant quelques minutes, nous plaçons le pôle positif sur le périnée et le pôle négatif sur la région sacro-lombaire. Lorsqu'on n'obtient pas rapidement une amélioration par ce mode d'application, il faut introduire une petite sonde électrique, à laquelle on fait communiquer un des pôles, dans l'urèthre, et l'amener au voisinage des vésicules séminales. Courant de 12 à 18 éléments et d'une durée de 2 minutes. La meilleure sonde pour cette opération est la petite sonde exploratrice de M. Guyon (fig. 32).

Presque toujours, et nous pouvons même dire toujours, car nous avons observé ce fait dans tous les cas que nous avons traités, il y a une sensation très vive au niveau des vésicules séminales. Cette sensation offre même l'avantage de bien savoir l'endroit précis où il convient de maintenir la petite olive métallique.

Après 2 ou 3 séances, on obtient en général une amélioration dont le premier effet est de diminuer la sensibilité de cette région.

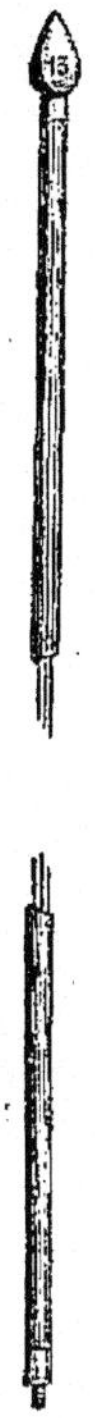

Hypertrophie de la prostate.

Dans l'hypertrophie proprement dite de la prostate, l'application de l'électricité ne nous a pas donné de résultats bien satisfaisants. Mais il n'en est pas de même lorsque cette hypertrophie est

Fig. 98.

consécutive à une prostatite aiguë, ou à un récent engorgement de cet organe. Dans ces cas les courants électriques, agissant sur la circulation, peuvent amener le dégorgement et ramener la prostate à son volume normal. Il faut, dans ce cas, commencer par l'emploi des courants induits, en introduisant une sonde dans le rectum, et en faisant passer un courant modéré et d'une durée de 2 à 3 minutes. Un peu plus tard, ou dès la première fois s'il existe des spasmes, il faut employer les courants continus, soit en introduisant également le pôle positif dans le rectum, soit en le plaçant sur le périnée et le pôle négatif sur le pubis.

Faiblesse génitale.

L'électricité est employée sous ses deux formes de courants induits et de courants continus.

1º Avec les courants induits, le meilleur procédé est la faradisation avec le pinceau métallique des parties génitales. Comme souvent il existe en même temps de l'anesthésie ou du moins une diminution de la sensibilité, ce procédé a l'avantage de ramener la sensibilité en même temps qu'il stimule la circulation.

On peut également introduire un des pôles dans le rectum au niveau des vésicules séminales et placer l'autre à l'extérieur. Avec ce dernier procédé et en employant des courants rares, on détermine quelquefois des érections pendant la séance.

2º Avec les courants continus, selon les cas, on place le pôle positif sur le périnée et le pôle négatif sur la colonne vertébrale au niveau des dernières vertèbres dorsales. Courant de 30 à 60 éléments. Ou bien, on met le pôle négatif sur la base de la verge, et l'on promène lentement le pôle positif le long de la colonne vertébrale, en commençant par les vertèbres cervicales.

Aménorrhée. — Dysménorrhée.

Les courants continus ont une action des plus manifestes sur l'écoulement menstruel. Dans un grand nombre de cas où nous électrisions avec ces courants des malades atteintes d'autres affections, nous avons été frappé de l'augmentation de l'écoulement menstruel qui survenait presque toujours chez ces femmes. Chez une jeune fille chlorotique, et qui depuis cinq mois n'avait plus eu ses règles, nous avons ramené la menstruation au bout de six séances d'électrisation. Récemment, chez une jeune femme de 27 ans qui n'avait jamais été réglée, nous avons pu faire revenir un léger écoulement menstruel.

Il faut non seulement agir, dans ces cas, du côté des ovaires, en mettant le pôle positif sur les vertèbres lombaires et le pôle négatif sur l'abdomen (30 à 46 éléments), mais surtout électriser les centres vaso-moteurs et principalement la région médullaire cervicale.

Dans les congestions de l'ovaire qui précèdent l'apparition des règles, on obtient également de bons résultats. Il faut commencer en général le traitement 8 à 10 jours avant l'époque de la menstruation, en plaçant le pôle négatif sur le bas-ventre et le pôle positif sur la colonne vertébrale. Chez les jeunes filles chlorotiques ce procédé est quelquefois très avantageux.

Flexions utérines.

Plusieurs médecins ont employé l'électricité pour redresser les flexions utérines. On applique un des pôles d'un courant induit un peu au-dessus de la symphyse pubienne et l'autre est placé dans le cul-de-sac antérieur, dans les cas de flexion en arrière, et dans le cul-de-sac postérieur, s'il s'agit d'une flexion en avant.

L'électrisation ainsi pratiquée peut rendre aux fibres musculaires leur tonicité normale et corriger quelquefois des déformations déjà anciennes.

Dans les engorgements de la matrice et dans les troubles de la circulation, les courants continus peuvent rendre de grands services; mais nous n'avons jamais eu de résultats bien sérieux dans les cas de flexion proprement dite.

Atonie de la matrice dans certains cas d'accouchements.

L'électricité a été employée par plusieurs médecins pour déterminer et augmenter les contractions de la matrice dans les cas d'inertie de l'utérus où l'on a l'habitude d'administrer le seigle ergoté.

On applique les rhéophores, soit de chaque côté de la région lombaire, ou mieux un pôle au niveau de la dernière vertèbre lombaire et l'autre pôle sur l'abdomen, un peu au-dessus de l'ombilic. On emploie généralement, dans ces cas-là, un courant induit de moyenne intensité.

L'électricité ainsi employée offrirait sur le seigle ergoté de grands avantages : elle provoque instantanément les contractions, tandis que le seigle ergoté n'agit qu'au bout d'un temps plus ou moins long ; ces contractions sont plus énergiques et agissent plus efficacement pour l'expulsion du fœtus, tandis que celles déterminées par le seigle ergoté sont moins naturelles et amènent souvent une contracture qui met la vie de l'enfant en danger.

Dans un cas, où les douleurs utérines proprement dites faisaient défaut et où la parturiente se plaignait de douleurs vives dans les reins, nous avons vu, en effet, celles-ci disparaître rapidement sous l'influence d'un courant continu de 42 éléments, et les contractions expulsives commencer aussitôt.

On peut encore employer l'électricité conjointement avec d'autres moyens thérapeutiques, ou bien alors que la faiblesse de la mère ou les vomissements empêchent l'absorption de tout médicament.

Les courants électriques ont été également employés dans les accouchements prématurés ; mais il est bon de dilater d'abord le col de la matrice, soit par le moyen d'une sonde, soit par l'éponge préparée. L'application des courants électriques provoque alors très rapidement les contractions et leur donne tout de suite une marche normale.

Enfin, la faradisation paraît diminuer l'écoulement lochial.

Tumeurs fibreuses de l'utérus.

Dans beaucoup de cas de tumeurs fibreuses de la
matrice, l'application des courants continus est
très favorable. Nous ne dirons pas, comme on l'a
prétendu, que ce traitement guérit ou fait disparai-
tre les tumeurs fibreuses, ce serait de l'exagération, car nous n'avons jamais eu un résultat aussi
radical ; mais chez plusieurs malades nous avons
obtenu une amélioration considérable.

Sous l'influence du traitement, la tumeur diminue plus ou moins, mais ce sont surtout les phénomènes de dyspnée, d'embarras intestinaux, de
prostration, etc., qui sont amendés. De plus, et on
conçoit combien cela est important, les pertes sanguines sont diminuées et même arrêtées. C'est là,
croyons-nous, le point important, car ce sont les
pertes surtout qui affaiblissent les malades et qui
constituent le danger réel de cette affection.

Chaque médecin a pour ainsi dire indiqué un
procédé opératoire différent. Les uns, comme le
docteur A. Martin, insistent sur l'importance de
faire des interruptions alternatives, les autres sur
la nécessité de mettre un des rhéophores sur le col
de la matrice, etc. Nous croyons avec M. Courty que
des intermittences régulières sont utiles, mais il
ne faut pas exagérer l'importance et la nécessité
de ces modes d'application, car ils doivent varier
selon les cas, et ils n'ont rien d'absolu.

Chez quelques malades même, il est préférable

de ne pas porter un des rhéophores sur le col de
la matrice, et de le maintenir sur l'abdomen. Dans
ce cas, on se contente d'avoir des tampons assez
larges, qu'on place au niveau de la tumeur, et en
employant un courant avec un grand nombre d'éléments. On doit agir avec un minimum de 40 éléments à sulfate de cuivre, et nous avons employé
jusqu'à 80 de nos éléments.

L'application des rhéophores sur l'abdomen, le
métal étant directement en contact avec la peau,
est le moyen le plus actif, car non seulement on
agit ainsi par le courant électrique proprement dit,
mais de plus on détermine par les petites eschares
qui se produisent forcément une action révulsive
très prononcée. Ce procédé est très douloureux,
et il ne peut être employé que pendant quelques
minutes.

MALADIES DU CŒUR
ET DES VOIES RESPIRATOIRES

Palpitations nerveuses.

Les palpitations nerveuses sont le plus souvent symptomatiques de la chlorose, et dépendent, par conséquent, du traitement général que l'on oppose à cette affection. Toutefois, lorsque ces palpitations sont trop violentes, on peut les calmer quelquefois par l'emploi des courants continus.

Pour cela, on électrise le pneumogastrique, au moyen d'un faible courant descendant (10 à 15 éléments), en plaçant le pôle positif à la nuque et le pôle négatif dans la région précordiale. Chaque séance ne devra pas durer plus de 3 à 5 minutes. Dès la première séance, la malade ressent presque toujours une amélioration très notable, et il suffit généralement de cinq à six électrisations pour obtenir un soulagement assez considérable.

Affections organiques du cœur.

Quelques médecins ont employé l'électrothérapie dans les affections organiques du cœur. Dans ces cas, la guérison ne peut évidemment jamais être complète, mais le malade éprouve un soulagement très notable; la respiration devient moins fréquente et moins haletante, et les battements du cœur plus réguliers.

Les courants induits seront appliqués sur la région précordiale. On pourra même, si l'on ne fait qu'une ou deux interruptions par seconde, les faire agir sur le pneumogastrique. Nous avons, chez plusieurs malades atteints d'affections cardiaques, électrisé ce nerf avec des courants induits à deux secousses par seconde, sans jamais avoir le moindre accident.

Avec les courants continus, on emploiera toujours un courant de moyenne intensité et de courte durée, que l'on pourra répéter tous les jours.

Nous connaissons quelques malades atteints d'affections cardiaques, qui ne voyagent jamais sans avoir avec eux un appareil à courants continus. Au moment de leurs crises, ils éprouvent un soulagement très considérable par l'emploi de ces courants.

Asphyxie et syncope.

Les procédés d'électrisation employés dans les cas d'asphyxie et de syncope varient suivant la nature des courants électriques.

1° DE L'EMPLOI DES COURANTS INDUITS. — Le meilleur mode d'emploi des courants induits est la faradisation du nerf phrénique, afin de provoquer une respiration artificielle. Le courant doit être fort, mais supportable. Les deux rhéophores sont placés de chaque côté, à la partie inférieure du cou, entre le scalène antérieur et le côté externe du sterno-cléido-mastoïdien. Le passage du courant doit avoir une durée de deux secondes environ. L'expiration peut être facilitée par une pression large et énergique sur le thorax.

Ce procédé, toutefois, est très dangereux entre des mains inhabiles ou peu familiarisées avec le manuel opératoire.

Un autre procédé d'électrisation par les courants induits consiste à pratiquer la faradisation cutanée de la région précordiale qui réagit sur les points des centres nerveux qui président à l'innervation de la respiration et de la circulation cardiaque.

Pour cela, on applique sur le mamelon gauche l'extrémité métallique de l'un des conducteurs d'un courant induit à intermittences rapides, pendant que l'on promène l'autre conducteur au niveau de la pointe du cœur.

Le même procédé peut être employé pour les nouveau-nés à l'état de mort apparente, et il est en même temps avantageux de les plonger dans un bain très chaud pendant les intervalles d'électrisation.

2° De l'emploi des courants continus. — Il résulte des nombreuses expériences auxquelles nous nous sommes livré et que nous avons rapportées ailleurs (1), que les courants continus agissent d'une manière plus efficace que les courants induits sur

_____

(1) *Traité d'électricité médicale*, par Onimus et Legros, Paris, 1872.

le retour des mouvements cardiaques et des mouvements respiratoires dans les cas d'asphyxie
par le chloroforme ou par d'autres anesthésiques,
et surtout dans les cas de syncope qui succèdent à une perte de sang abondante. Ces courants
ont, en outre, le grand avantage de ne présenter
aucun danger dans leur emploi, et de ne point
produire ces arrêts du cœur si souvent occasionnés
par l'application d'un courant induit, même de
moyenne intensité.

La méthode opératoire consiste à électriser tout
le corps, en plaçant le pôle positif dans le rectum
et le pôle négatif dans la bouche. Le courant, d'une
intensité moyenne (20 à 40 éléments), doit passer
d'une façon continue, jusqu'à ce que la respiration
soit complètement rétablie. Avec un courant plus
intense, il est inutile de mettre les pôles soit dans
le rectum, soit dans la bouche ; on les place, l'un
sur le cou, et l'autre sur la région précordiale. On
ne doit jamais retirer les rhéophores avant que la
respiration ne soit tout à fait normale, car si on les
enlève trop tôt, les mouvements respiratoires s'affaiblissent et disparaissent complètement et pour
toujours.

De l'emploi de l'électricité pour constater la mort réelle.

Les courants électriques sont, de tous les moyens
dont on dispose, les plus efficaces et les plus sûrs
pour s'assurer de la mort réelle.

En effet, dès que les muscles ne se contractent

ni par les courants induits ni par les courants
continus, on peut affirmer que la mort est réelle et
même qu'elle a eu lieu il y a plusieurs heures.

Après la mort, la contractilité électro-musculaire présente une série de phénomènes qui permettent de reconnaître à combien d'heures remonte
la mort.

Ainsi, immédiatement après la mort, l'excitant le
meilleur et le plus énergique est formé par les courants induits; puis, à mesure que ceux-ci perdent
de leur influence, les courants continus ont une
action plus marquée, et à un moment même qui
est variable selon les circonstances et selon les
muscles que l'on examine, ils sont les seuls qui
déterminent encore une contraction.

Lorsqu'à travers les téguments on n'obtient plus
de contractions avec les courants électriques, on
parvient encore à réveiller la contractilité en
appliquant directement les rhéophores sur la substance musculaire mise à nu. Mais en ce moment
la forme de la contraction se modifie, elle se rapproche de la contraction des fibres lisses, et ressemble
à une lamelle de caoutchouc qu'on laisserait lentement revenir sur elle-même. Enfin, 8 à 10 heures
après la mort, on ne détermine plus qu'un léger
soulèvement de la masse musculaire aux seuls
points d'application des rhéophores.

Mais il y a plus, l'emploi de l'électricité, dans
ces cas, non seulement permet de constater la
mort réelle, et donne des renseignements précis
sur l'époque de la mort, mais, dans les cas de

mort apparente, elle sert, plus qu'aucun autre
moyen, à rétablir les fonctions du cœur et celles de
la respiration, momentanément suspendues.

Les procédés opératoires sont les mêmes que
dans les cas de syncope ou d'asphyxie. Avec les
courants continus on agira du côté du bulbe et du
pneumo-gastrique, tandis qu'avec les courants induits on stimulera par action réflexe les centres
nerveux, en promenant les rhéophores sur la région précordiale ou sur le creux de l'estomac. On
se sert des rhéophores métalliques, pleins, cylindriques, ou olivaires, la forme n'y fait rien, et si
l'on veut déterminer une action plus vive en un
point, on laisse en place le rhéophore olivaire, la
pointe dirigée sur la peau, et on promène l'autre
rhéophore sur les parties voisines.

AFFECTIONS OCULAIRES

Ptosis de la paupière supérieure.

Le plus souvent, cette paralysie est consécutive à une affection des nerfs de la troisième paire cervicale, et s'accompagne de paralysie d'un ou plusieurs muscles moteurs de l'œil, ou de mydriase.

L'emploi des courants continus est, dans cette affection, incomparablement préférable à celui des courants induits, d'autant plus qu'il faut toujours éviter d'employer les courants induits dans les affections oculaires, car trop souvent on a vu le nerf optique être atteint d'une façon grave par ce genre d'électrisation.

On appliquera le pôle positif sur la paupière et le pôle négatif sur le ganglion cervical supérieur, au-dessous de l'apophyse mastoïde ; le courant employé sera d'une intensité assez faible (12 à 14 éléments). On aura soin d'éviter les interruptions.

On peut quelquefois mettre les deux rhéophores sur la paupière.

Paralysie des muscles moteurs de l'œil. — Diplopie. — Parésie de l'accommodation. — Mydriase.

Ces affections étant dues à une lésion des nerfs ou des branches nerveuses de la troisième paire, on appliquera les courants continus comme nous l'avons dit dans les cas de ptosis.

Troubles du corps vitré. — Occlusion de la pupille. — Synéchies.

L'application des courants continus a une très heureuse influence sur la résorption des troubles du corps vitré, ainsi que sur celle des synéchies consécutives aux iritis, et qui amènent une occlusion plus ou moins complète du champ pupillaire. Pour obtenir ce résultat, on agit directement sur la circulation encéphalique, soit en plaçant le pôle positif sur l'œil et le pôle négatif sur le ganglion cervical supérieur du même côté, soit en plaçant les deux rhéophores au niveau des ganglions cervicaux. On emploiera 10 à 12 éléments, et chaque séance durera 8 à 12 minutes.

On peut également (procédé Lefort) laisser les rhéophores en place pendant plusieurs heures avec un courant de 2 à 4 éléments.

Atrophie du nerf optique.

Lorsque cette affection présente les caractères de l'atrophie *grise,* et n'est, par conséquent, qu'un

symptôme d'une affection générale du système nerveux spinal telle que l'ataxie locomotrice progressive, on applique sur la moelle un courant ascendant, comme nous l'avons vu dans le traitement
de cette affection. Mais en même temps il faut insister beaucoup plus sur l'électrisation de la moelle
cervicale.

Si l'atrophie est *blanche*, et si elle est due à une
lésion de nutrition, ou bien si elle est consécutive
a une névro-rétinite, c'est uniquement sur la circulation encéphalique que l'on devra agir en électrisant les ganglions cervicaux supérieurs comme
dans le cas de troubles du corps vitré. On arrêtera
ainsi le plus souvent la marche progressive de
l'atrophie, et dans des cas assez nombreux, on obtiendra une amélioration très notable, sinon une
guérison complète.

Dans l'électrisation du nerf optique, il faut absolument se garder d'employer un courant trop fort,
et de provoquer des phosphènes. Nous avons vu
plusieurs malades atteints d'atrophie de la pupille,
et chez lesquels l'atrophie a fait des progrès rapides pendant que dans les cliniques ophtalmologi-
ques, ou chez eux, on les électrisait un peu à tort
et à travers ; tandis que ces mêmes malades ont
eu, entre nos mains, un arrêt de l'affection et
même une légère amélioration.

Nous avons toujours, dans ces cas, employé un
courant à action chimique faible, de 12 à 18 éléments sur les ganglions cervicaux, et de 8 à 12
éléments à travers la tête, le pôle positif placé sur

l'arcade oculaire ; mais nous avons fait bien attention à ne pas déterminer la moindre interruption, et malgré la sollicitation des malades, jamais
nous n'avons voulu consentir à augmenter la force
et la durée du courant. Avant d'observer strictement
cette règle, nous avons presque constamment vu
une aggravation succéder à des courants plus intenses ou employés avec des interruptions.

DE L'ÉPOQUE A LAQUELLE IL CONVIENT
D'EMPLOYER L'ÉLECTRICITÉ

Selon les maladies, il est évidemment important d'employer les courants électriques à certaines périodes de préférence à d'autres, mais il est difficile de donner une règle générale pouvant se rapporter à toutes les affections.

Cependant pour les courants induits, qui ont leur action tout indiquée dans les atrophies musculaires, nous les proscrivons complètement lorsque le muscle est dans une période inflammatoire, au début des atrophies de cause traumatique, ou même des atrophies de cause réflexe.

Pour la même raison, nous croyons qu'il est mauvais à ces différentes périodes d'employer les massages violents et fréquents. Nous avons, en effet, observé assez souvent que, dans ces conditions, les massages, loin d'être utiles, augmentent rapidement les altérations musculaires. Tous ces agents si utiles doivent dans ces cas être abandonnés ou au moins être employés avec modération, et l'aphorisme d'Hippocrate est très vrai : « La belle santé des athlètes n'est pas sûre. » Galien égale-

ment s'élève contre l'abus des exercices corporels
et l'excès des massages. Les remarques de ces médecins sont d'autant plus importantes qu'ils vi-
vaient dans un temps où tous les exercices musculaires étaient en grand honneur.

Les courants induits comme révulsifs ne doivent
pas être employés pendant un temps trop long, et
il faut en bien surveiller l'emploi chez les malades
très excitables. Nous avons vu ces courants déterminer ainsi la première vraie crise d'hystérie chez
une jeune fille hystérique, qui avait des troubles de
la sensibilité. La faradisation cutanée pratiquée
trois fois déjà, mais avec modération, avait amené
un peu d'amélioration, et encouragé par ce résultat, nous avions cru utile d'insister sur ce mode de
traitement. Dans ce but, nous avions augmenté la
force du courant, et, à la grande terreur des parents,
la jeune fille pendant cette séance fut prise d'étourdissements, de suffocation, puis elle eut une vraie
crise avec sanglots, constriction à la gorge, mouvements désordonnés, etc.

Au moment des règles, nous ne croyons pas qu'il
soit nuisible de continuer l'électrisation, cela est
même utile dans certains cas, mais par prudence
il est préférable de suspendre presque toujours
l'électrisation. Il faut bien se rappeler que tout ce
qui peut arriver de fâcheux dans une maladie est
mis sur le compte de l'électricité. Ainsi nous avons
quelquefois fait l'expérience de ne faire passer aucun courant, mais avec le simulacre de l'électrisation, et cependant des malades même non hystéri-

ques accusaient les sensations les plus bizarres et
même les plus terribles. Dans aucun mode de traitement, l'imagination ne joue un rôle aussi considérable que dans l'électrothérapie, et cela surtout
dans ces dernières années où les expériences faites
avec les aimants, etc., sont venues comme réveiller
les tendances au merveilleux. C'est pourquoi, d'une
façon générale, nous conseillons aux praticiens dans
leur clientèle de ville de cesser le traitement électrique dès qu'il survient quelque complication.

Une question très importante est celle des applications électriques dans les périodes aiguës. Faut-
il faire ces applications dès le début des affections
ou faut-il attendre que tous les symptômes aigus
aient disparu ?

Règle générale, quelle que soit la maladie. il
faut bien se garder d'employer n'importe quelle
forme d'électricité lorsqu'il y a un mouvement
fébrile prononcé. Cela est encore bien plus vrai pour
les crises aiguës dans les affections chroniques, que
pour les maladies aiguës proprement dites. Ainsi
dans l'ataxie locomotrice, dans l'atrophie musculaire progressive, dans les poussées congestives
des myélites, etc., il faut absolument suspendre
momentanément le traitement, tandis que dans les
neurites, dans les rhumatismes musculaires, et
surtout dans des affections graves telles que le tétanos, etc., l'emploi de l'électricité est utile et offre
peu d'inconvénients.

De ce qu'on ne doit pas intervenir, la plupart du
temps, dans les affections aiguës, il ne faudrait pas

en conclure cependant qu'on doive reculer l'emploi des courants électriques jusqu'à une période où l'affection est absolument chronique. C'est là une tendance assez commune, et qui tient surtout à ce que les règles données pour l'électrothérapie l'ont été pendant longtemps uniquement pour l'emploi des courants induits.

C'est ainsi que l'on attend toujours trop longtemps dans certaines affections où, dès les premiers jours, l'emploi des courants continus est utile et peut, surtout à cette période, modifier favorablement la marche de la maladie. Dans la paralysie atrophique de l'enfance par exemple, il est d'une importance capitale d'employer dès les premiers jours des courants continus. Nous en dirons autant pour les hémorrhagies cérébrales, où il est plus avantageux et plus rationnel de ne pas attendre que les désordres consécutifs aux lésions se soient pour ainsi dire consolidés.

Nous choisirons surtout ces deux maladies parce qu'elles sont typiques et que c'est surtout pour elles qu'on redoute une intervention prématurée. Eh bien ! nous sommes persuadé qu'on a beaucoup plus de chance d'améliorer ces états si graves, lorsque dès les cinq premiers jours on fait passer à travers les éléments nerveux un courant continu, modéré et de courte durée. Pour les cas d'hémiplégie, par exemple, nous appliquons le pôle positif sur le front du côté opposé à la paralysie, et le pôle négatif du même côté sur la nuque ou sur le ganglion cervical supérieur. Il n'y a dans cette pra-

tique absolument aucun danger, à la condition
qu'on ne se serve que de piles ayant une action
chimique très faible, et surtout à la condition
qu'on ne fasse aucune interruption. Pour cela,
comme on doit le faire toujours quand on électrise
le cerveau ou le ganglion cervical supérieur, il faut
faire glisser lentement les tampons sur la peau, et
quand on les enlève il est toujours préférable d'employer le procédé suivant: on laisse le pôle négatif
solidement appuyé en place, et on amène peu à
peu le pôle positif vers la racine des cheveux.
Comme le tampon arrive ainsi en contact avec des
parties de moins en moins conductrices, le courant diminue insensiblement, et jamais, dans ces
conditions, il n'y a ni phosphènes ni étourdissements, ni, en un mot, aucun inconvénient.

Il faut que les séances soient courtes, car on ne
doit se proposer que de modifier et de régulariser
la circulation dans les parties atteintes, en même
temps qu'on favorise la résorption en simulant la
nutrition.

Dans les paralysies faciales, il est tellement important d'agir de bonne heure, que soit hasard,
soit parce que réellement cela est très avantageux,
nous n'avons jamais vu de paralysie faciale qui,
soignée dès le troisième ou le quatrième jour, n'ait
été guérie en deux ou trois semaines ; tandis qu'il
faut souvent des mois pour les autres cas.

En résumé, ce n'est que lorsqu'il y a fièvre qu'il
faut absolument cesser toute application électrique;
c'est là le vrai critérium, et le seul empêchement

sérieux; mais en dehors de cela, plus tôt on se sert, selon les cas, de courants continus ou même de courants induits, plus on a de chance d'amélioration et quelquefois même de guérison.

Enfin, comme nous l'avons dit sous une autre forme dans la préface, c'est également en thérapeutique qu'il faut être *opportuniste*, et surtout en thérapeutique électrique. Il est mauvais de vouloir forcer les choses, et souvent à un moment donné on guérit rapidement des affections qui n'offraient aucune amélioration quelques semaines auparavant, et qu'on exaspérait presque par le traitement. Aussi, dès qu'une affection et surtout une affection organique n'est point modifiée au bout de 8 à 10 séances, il est préférable de suspendre complètement le traitement pendant une série de jours ou même de semaines. Il faut en électrothérapie, comme dans tous les moyens thérapeutiques, avoir présent à l'esprit cet aphorisme : Il n'y a pas de maladies, il y a des malades.

APPLICATIONS CHIRURGICALES

DE L'ÉLECTRICITÉ

ÉLECTROLYSE

Les actions chimiques que produisent les courants électriques consistent principalement dans des décompositions; c'est ce qu'on appelle *électrolysation* ou *électrolyse*. Dans la décomposition des sels, l'acide se rend au pôle positif avec l'oxygène de l'eau décomposée, et la base au pôle négatif avec l'hydrogène.

Sur les tissus vivants, on observe du côté de l'électrode positive une eschare dure, rougissant le papier de tournesol; à l'électrode négative, l'eschare est moite, et comme elle est produite par les alcalis, elle bleuit le papier de tournesol rougi par un acide.

Ces actions électrolytiques des courants peuvent donc être utilisées, chaque fois que l'on veut déterminer une eschare dans les tissus profonds, ou que l'on veut désorganiser certains tissus pathologiques.

C'est ainsi que plusieurs chirurgiens (Broca, Ciniselli, Nélaton, etc.) ont employé l'électrolyse avec succès pour détruire des névromes, des tumeurs érectiles, des polypes naso-pharyngiens, des rétrécissements, etc. Les appareils employés pour cet usage sont assez variés et leur différence porte soit sur la source d'électricité, soit sur les électrodes que l'on peut employer.

Des appareils électrolytiques.

PILE. — Nous ne reviendrons pas sur la description des diverses piles que l'on peut employer pour l'électrolyse. Contentons-nous de dire que les plus usitées sont celles au bisulfate de mercure, les piles de Bunsen, la pile au chlorure d'argent, etc.

Ces piles ont incontestablement une action chimique très énergique, et donnent une cautérisation assez prompte; mais souvent il y a avantage à employer un courant ayant un peu moins d'action chimique et une tension plus considérable. Le choix de l'appareil dépend donc beaucoup du résultat que l'on veut obtenir; lorsqu'on désire déterminer une destruction chimique rapide et considérable, il faut prendre la pile au sulfate de mercure, la pile de Bunsen ou celle de Grenet, et alors il suffit d'employer 4 à 5 éléments. Lorsqu'au contraire on veut en même temps déterminer un effet résolutif et fondant, il est préférable d'employer un courant provenant de piles ayant une action chimique moins considérable, mais pouvant être employées en plus grand nombre; c'est ainsi qu'on pourra agir avec 30 ou 40 petits éléments au sulfate de cuivre. Récemment, nous avons fait disparaître un lipome assez volumineux situé sur la face, en y enfonçant des aiguilles communiquant avec 30 éléments de notre appareil à courant continu. L'action chimique proprement dite a été assez faible, mais dès la troisième séance il s'est écoulé de la tumeur pendant deux jours, un liquide huileux, résultat de la transformation des cellules adipeuses, et la tumeur s'est ainsi vidée complètement. Il a suffi de quatre séances, assez courtes et peu douloureuses, pour que toute cette tumeur, qui était de la grosseur d'un gros œuf, fût complètement dissipée et se fût pour ainsi dire écoulée sous forme de liquide graisseux. Dans ce cas, l'électricité a non seulement agi comme caustique, mais comme modificateur des tissus, et dans bien des conditions il est utile de rechercher cette influence.

L'appareil de M. Gaiffe au chlorure d'argent est très commode pour les opérations électrolytiques. Nous en avons déjà donné la description (appareils à courants continus), et pour augmenter l'action électrolytique, il suffit d'augmenter la grandeur des pinces.

M. Trouvé a également construit un appareil portatif (fig. 99) pour produire l'électrolyse. Il se compose : 1° d'une batterie de 20 à 30 couples de zinc et charbon; 2° d'un collecteur A, placé au-dessus de la batterie et destiné à en régler les effets; d'un galvanomètre B, pour indiquer le passage du courant.

Les couples de la batterie ont la forme de crayons,
ce qui permet de les remplacer facilement ; ils sont

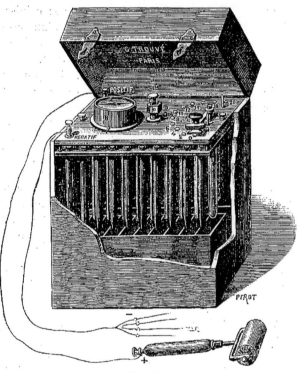

Fig. 99.

fixés et rangés sous la plaque d'ébonite qui porte
le collecteur.

Au-dessous de la batterie se trouvent deux cuves

composées chacune de 10 ou 15 compartiments,
dans chacun desquels plongent les couples lorsque
la batterie est en fonction. Ces deux cuves reposent
sur un plateau au-dessous des éléments; celui-ci
s'élève ou s'abaisse à volonté au moyen d'une cré-
maillère à cliquet C, D, ce qui permet de produire
ou de suspendre instantanément le courant.

Le liquide excitateur est une dissolution plus ou
moins concentrée de bisulfate de mercure, suivant
les effets que l'on veut obtenir.

Ce sont des piles de ce genre que les fabricants
allemands construisent pour l'emploi médical de
courants continus et, comme nous l'avons déjà fait
remarquer, c'est une grande erreur d'employer des
piles ayant une action chimique si considérable pour
l'électrisation des centres nerveux ou des muscles.
Nous ne pouvons assez le répéter, une pile n'est
bonne pour les usages médicaux que lorsqu'elle a
peu de quantité, et c'est à peine si elle doit faire
marcher un appareil induit. Par contre elles peuvent
être employées pour les opérations électrolytiques.

Pile électrique Onimus fabriquée par M. Mangenot.

En remplaçant le vase poreux par du papier-par-
chemin et en modifiant la disposition des métaux,
nous sommes arrivé à donner à la pile au sulfate
de cuivre une intensité très considérable et plus
que suffisante pour toutes les opérations électrolytiques. M. Mangenot vient de disposer cette pile
pour l'usage médical et surtout chirurgical; cet

appareil est des plus commodes à manier et est fort
peu coûteux.

La pile (fig. 100) se compose d'un vase extérieur en
verre renfermant un cylindre de zinc ; dans le milieu

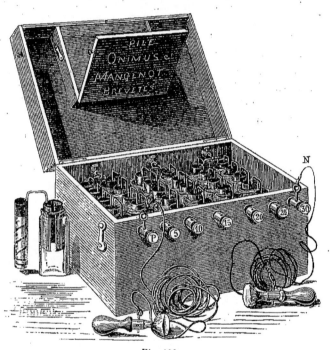

Fig. 100.

du cylindre en zinc, le vase poreux est remplacé par
un tube en papier parchemin (inaltérable) fermé à
sa base et dans lequel, touchant aux parois inté-
rieures de ce vase et se prolongeant jusqu'à son

orifice, est placée une spirale en cuivre rouge; l'intérieur de ce vase poreux est aux trois quarts rempli de morceaux de grès concassé servant à tenir en suspension les cristaux de sulfate de cuivre; l'espace libre entre le grès et le haut du vase est destiné à recevoir les cristaux générateurs.

Pour charger la pile, il suffit de mettre de l'eau ordinaire dans le vase extérieur ainsi que dans le vase intérieur de façon que l'eau vienne un peu au-dessus du niveau des morceaux de grès; on ajoute ensuite dans le vase poreux quelques cristaux de sulfate de cuivre; la première fois que l'on charge la pile, il faut attendre près d'une heure avant qu'elle soit parfaitement en action.

Les éléments sont disposés dans la boîte de manière à pouvoir augmenter ou diminuer le courant par cinq éléments à la fois.

Lorsque l'on doit se servir de l'appareil, on place un des fils dans la borne marquée P (positif), l'autre fil est placé dans les bornes 5, 10, 15, 20, 25 ou 30 suivant les exigences de l'opération; ce dernier fil restant toujours le pôle négatif N.

Toutes les fois que l'on devra se servir de la pile, on mettra quelques cristaux générateurs dans chaque vase poreux. L'avantage de l'appareil consiste surtout en ce que, bien que les éléments restent constamment montés, ils ne s'usent seulement qu'au moment où l'on met le sulfate de cuivre; le sel générateur n'étant pas remplacé, la pile ne s'use plus.

On devra s'assurer de temps en temps si le liquide est en quantité suffisante, et, dans le cas contraire, remettre de l'eau ordinaire en se servant de la pipette.

C'est cette pile que le Dr Jardin a annexée à son uréthrotome électrolytique fabriqué par M. Dubois et présenté récemment à l'Académie de médecine. L'instrument se compose de deux parties : une branche dite branche femelle, formée d'une longue tige métallique cannelée, recouverte d'un enduit de gomme élastique ne dépassant pas les bords de la cannelure. A l'une de ses extrémités, cette branche femelle porte une plaque destinée à donner plus de facilité pour fixer l'instrument. L'autre extrémité est légèrement courbe et continuée par une substance incapable de conduire l'électricité. Enfin cette extrémité porte une petite virole munie d'un pas de vis sur lequel peut se fixer une bougie conductrice. Quant à la branche mâle, c'est une tige métallique pouvant être introduite dans la cannelure de la branche femelle sans pression. Elle porte à l'une de ses extrémités une lame de dimension variable, mousse sur tout son bord et évidée à son centre. L'autre extrémité de cette branche porte un bouton d'ivoire et une vis permettant d'y fixer une électrode.

Les piles de Leclanché, celle de Foucher, peuvent également être employées avec succès. Cette dernière a de plus le grand avantage de ne s'user qu'au moment où l'on a besoin du courant. C'est bien plus pour l'électrolyse que pour l'emploi des courants continus, que la pile Foucher est utile et pratique.

Électrodes. — On peut se servir de tous les électrodes ordinaires et surtout de ceux en charbon que

l'on emploie pour les applications des courants
continus et qui se composent d'un disque de charbon, recouvert d'une peau de chamois, et pouvant
s'adapter au moyen d'une vis avec un rhéophore.

Lorsque l'opération est un peu longue, l'application continue de cet électrode sur un même point
finit par causer sur ce point une vive cuisson, de
telle sorte que l'on est obligé de le déplacer plusieurs fois, d'interrompre par
conséquent chaque fois le courant.

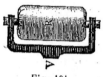

Fig. 101.

Pour obvier à cet inconvénient, on peut employer l'électrode mobile du Dr Amussat
(fig. 101). Il se compose d'un cy-
lindre plein R recouvert d'une peau, et tenant au
manche V par deux pivots sur lesquels il tourne.

Pour s'en servir, on applique sur une partie du
corps voisine de celle que l'on veut cautériser, une
large plaque d'amadou imbibée d'eau salée, et l'on
fait rouler dessus le cylindre, trempé au préalable
dans de l'eau, afin de le rendre conducteur de l'é-
lectricité.

On peut également mettre sur la peau un linge
mouillé assez étendu, et promener sur ce linge un
rhéophore ordinaire.

A l'exception des opérations électrolytiques des
tumeurs sanguines, on emploie toujours l'action
décomposante du pôle négatif, car l'eschare qu'il
détermine est plus grosse et plus molle. Dans ce
cas, le pôle positif est appliqué sur la peau, au

moyen d'un tampon assez large, car plus la surface
est grande, moins la douleur est vive.

AIGUILLES. — L'électrode qui est employé au pôle
négatif et qui sert à la décomposition des tissus est,
en général, terminé par une aiguille, dite aiguille
à électro-puncture. La plus générale-
ment employée est une simple aiguille
en acier, à l'extrémité de laquelle se
trouve un petit cylindre creux qui reçoit le bouton en communication avec
le fil conducteur (fig. 102).

Toutefois cette aiguille présente un
grand inconvénient, c'est de déterminer le long du trajet des piqûres la
production de petites eschares. Très
souvent l'inflammation et l'ulcération
de ces trajets sont assez considérables
pour provoquer des accidents très graves du côté des poches anévrysmales.

On peut préserver les tissus du contact du métal, en mettant sur les aiguilles un léger vernis. Le meilleur
est le vernis à la gomme laque.

Mais, comme nous l'avons observé
à plusieurs reprises, le vernis, quel

Fig. 102.

qu'il soit, et quelques précautions que l'on ait, se
détache toujours de l'aiguille négative, tandis qu'il
reste adhérent à l'aiguille positive. C'est une raison de plus pour n'employer que l'aiguille positive
dans l'électrolyse des sacs anévrysmaux.

On a cherché à éviter l'oxydation de l'aiguille en

ÉLECTROTHÉRAPIE, 3ᶜ édit.   19

employant des métaux précieux, mais alors l'aiguille perd beaucoup de sa solidité, et il est plus difficile et en même temps plus douloureux d'enfoncer à travers la peau ces aiguilles, surtout celles en platine.

Tumeurs érectiles. — Anévrysmes.

Lorsqu'on introduit dans les vaisseaux d'un animal vivant deux aiguilles, l'une communiquant avec le pôle positif et l'autre avec le pôle négatif, il se forme un caillot autour de chaque aiguille, mais ce caillot est bien plus gros et plus solide autour du pôle positif, car celui-ci favorise la coagulation de la fibrine.

C'est donc le pôle positif que l'on devra introduire dans les tumeurs sanguines, à moins que, à l'exemple de Broca, l'on n'enfonce les deux aiguilles afin de profiter ainsi de la légère coagulation qui a lieu près de l'aiguille négative.

Il est néanmoins préférable de n introduire que le pôle positif dans le sac anévrysmal.

Un des reproches les plus graves qu'on ait adressés à la galvano-puncture, et qui est mérité, comme nous l'avons dit plus haut, est de déterminer le long du trajet des piqûres la production de petites eschares. Très souvent l'inflammation et l'ulcération de ces trajets sont assez considérables pour provoquer des accidents très graves du côté des poches anévrysmales.

On a proposé, pour éviter ces inconvénients,

d'enduire les aiguilles jusque près de leurs pointes
d'un vernis isolant; mais cette précaution est
presque toujours insuffisante, car, comme nous le
répétons, le vernis s'écaille, et le courant finit
cependant par agir sur les tissus. Il faut, d'un
autre côté, que l'aiguille ne soit pas trop grosse et
qu'elle soit cependant assez résistante pour pénétrer
dans les tissus; de plus, la plupart des matières
isolantes ont l'inconvénient d'augmenter le volume
de l'aiguille, et surtout de ne pouvoir être éten-
dues d'une manière égale sur toute la surface.

Il y a donc là une difficulté pratique, à laquelle
on cherchera à obvier selon les cas, soit en diminuant la durée de l'opération, soit en employant un
vernis, soit enfin en se servant du procédé que
nous indiquons pour l'hydrocèle (p. 330).

Dans les anévrysmes, comme dans la plupart des
tumeurs sanguines, ce n'est pas la coagulation du
moment qui agit comme moyen curatif, c'est l'influence sur les tissus et les modifications consécutives. Nous avons insisté sur ces faits en plusieurs
occasions, et nous avons publié une observation
(*Bulletin de la Société clinique de Paris*, 1877) dans
laquelle, au moment de l'opération, il n'y eut aucune
manifestation appréciable, la tumeur sanguine
restant identique comme volume et comme aspect.
Ce ne fut que le soir qu'il y eut un peu d'empâte-
ment. Dans une observation de M. Proust, chez un
malade atteint d'anévrysme de l'aorte, il n'y eut, le
lendemain de l'opération et les jours suivants, aucune amélioration appréciable, et « ce ne fut que

deux semaines après que les résultats étaient aussi manifestes que satisfaisants. »

Ainsi l'influence de l'électrolyse n'est pas seulement *chirurgicale et momentanée*, comme on le croit généralement; elle fait plus, car elle agit sur les tissus en y produisant une modification profonde et dont les effets apparaissent longtemps après.

Cette influence générale de l'électrolyse prouve, dans tous les cas, qu'à l'exception des cas où l'on cherche une destruction rapide et réelle des tissus, il est préférable d'avoir recours à la tension de la pile, plutôt qu'à l'action chimique proprement dite. Il est donc plus avantageux d'employer un grand nombre de petits éléments et à action chimique faible, que d'avoir trois ou quatre éléments à plus grande intensité. Déjà Ciniselli avait fait l'observation qu'il était préférable d'employer un grand nombre d'éléments ; mais les piles de Volta dont il se servait offraient une grande surface, ce qui n'est pas toujours utile.

On peut donc employer, même pour le plus grand nombre des opérations électrolytiques, les piles qui servent pour l'application médicale des courants continus. Ces piles auront de plus l'avantage, ce qui est beaucoup pour les anévrysmes, de ne pas déterminer aussi facilement des trajets fistuleux le long des aiguilles.

Pour les anévrysmes, le procédé opératoire est en réalité assez simple. On enfonce une ou plusieurs aiguilles dans la tumeur, que l'on met en communication avec le pôle positif, tandis que le pôle négatif correspond à un rhéophore que l'on maintient sur la peau. Il est préférable de mettre ce rhéophore externe le plus près possible de la région où se trouve l'anévrysme et non pas assez loin, sur la cuisse, par exemple, comme cela se fait souvent.

La durée peut varier de cinq minutes à un quart d'heure. Il est préférable de ne pas faire durer les séances trop longtemps. L'opération par elle-même ne présente aucun danger. Le plus grand inconvénient est peut-être de tomber sur une partie de l'anévrysme où il existe déjà un caillot. En employant pour la ponction la seringue de Pravaz, ou un trocart explorateur, on peut s'assurer de la nature des tissus dans lesquels pénètre l'aiguille. Néanmoins cette exploration peut même quelquefois induire en erreur, comme cela nous est arrivé avec M. Hayem. Chez un malade de son service qui avait dans les lombes une tumeur pulsatile, mais de consistance pâteuse, on pouvait hésiter comme diagnostic entre un anévrysme de l'aorte descendante ou une tumeur placée sur l'aorte. Voulant éclairer le diagnostic nous proposâmes d'employer le trocart explorateur qui dans le cas d'anévrysme servirait aussitôt d'aiguille conductrice de l'électricité, et, comme malgré l'aspiration il ne sortit pas la moindre goutte de sang, nous fûmes tous persuadés qu'il s'agissait d'une tumeur semi-solide et non d'un anévrysme. L'autopsie faite quelques jours après démontra que nous avions bien eu affaire à un anévrysme, et que nous avions même été avec notre instrument dans le sac, mais que nous étions tombés au milieu d'un caillot fibrineux. Dans ce cas, l'exploration a eu, il est vrai, des inconvénients ; mais nous devons ajouter cependant que sans elle nous faisions peut-être une autre erreur, car nous n'aurions pas manqué d'attribuer à l'influence électrolytique la masse coagulée trouvée dans l'anévrysme.

L'électrolyse n'a pas seulement été employée dans les tumeurs sanguines ; elle a donné aussi d'excellents résultats dans le traitement des tumeurs érectiles, des hémorrhoïdes, des destructions de tissus normaux dans des cas de difformités (vagin artificiel, observation de M. Lefort).

Hydrocèle.

On s'est également servi, dans ces dernières années, de l'électrolyse pour faire disparaître certains épanchements de sérosité, et on l'a surtout employée pour dissiper l'hydrocèle. Dans ce cas on enfonce une aiguille jusque dans la tunique vaginale, et l'on place l'autre pôle sur le scrotum ou mieux dans un des plis de l'aine, car la peau du scrotum est très sensible.

On peut également enfoncer dans les tissus deux aiguilles communiquant chacune avec l'un des pôles de la pile. Ce procédé amène presque toujours une notable diminution de la tumeur, mais l'épanchement se reforme la plupart du temps au bout de quelques semaines.

Pour éviter la formation d'eschares et la vive dou-

leur produite par
le contact de l'ai-
guille sur la peau,
nous avons adop-
té le procédé opé-
ratoire suivant :
Nous prenons un
fil de platine très
fin (fig. 103), re-
couvert d'une cou-
che de cire à ca-
cheter ou mieux
de vernis sur toute
sa longueur, ex-
cepté à son extré-
mité, et pouvant
pénétrer dans le
tube d'un trocart
capillaire. Le fil de
platine doit dé-
passer de 3 à 6
millimètres la ca-
nule, et être com-
plètement isolé de
celle-ci par la cou-
che de cire.

Pour l'opération
de l'hydrocèle, on
enfonce d'abord le
trocart dans la tu-
nique vaginale, et,

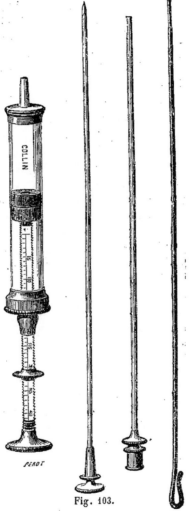

Fig. 103.

retirant le mandrin, on laisse écouler la plus grande
partie du liquide; puis on introduit dans la canule le
fil de platine qui est mis en communication avec le
pôle négatif de la pile, tandis que le pôle positif
communique à un tampon placé sur le pli de l'aine.
Le courant passe ainsi à travers la cavité séreuse
en allant du tampon extérieur au fil de platine;
et comme l'extrémité de celui-ci est seule en contact avec les tissus, il n'agit qu'en ce point et y
produit ses effets électrolytiques.

Ce procédé est non seulement plus pratique et
moins douloureux que ceux employés jusqu'à ce
jour, mais il présente encore l'avantage de pouvoir
introduire, au moyen du trocart, une solution d'iodure de potassium, laquelle est décomposée sous
l'influence du courant. On obtient alors de l'iode
à l'état naissant, qui agit comme caustique sur la
tunique vaginale et joint ainsi son action à l'action
électrolytique du courant.

Ce procédé pourra être très avantageusement
employé, non seulement pour des épanchements
dans des tuniques séreuses, mais encore dans diverses tumeurs. Il a le grand avantage de régler
la cautérisation, de la diminuer ou de l'étendre à
volonté. D'un autre côté, il est certainement plus
inoffensif que tous les autres modes de cautérisation, et à moins de circonstances particulières,
c'est celui que l'on fera bien d'employer.

Rétrécissements de l'urèthre. — Spermatorrhée.

Dans les opérations de rétrécissement de l'urèthre, on met le pôle positif à l'extérieur, en communication avec un large tampon, et le pôle négatif
est relié à une sonde spéciale qui porte à son extrémité une petite plaque métallique, que l'on amène
au niveau du rétrécissement (Mallez et Tripier).

Lorsqu'on est arrivé en contact avec la portion
rétrécie, on fait passer le courant, et la décomposition a lieu aussitôt. Elle est plus ou moins rapide, selon l'intensité du courant, et, en général,
il est bon de commencer par un courant de 10 à
12 éléments, que l'on augmente peu à peu si cela
est nécessaire. Il est rarement utile de dépasser
20 éléments. Les éléments employés doivent avoir
une action chimique moyenne et ne pas être d'une
surface trop considérable. Les piles au chlorhydrate
d'ammoniaque, celles au sulfate de mercure, la pile
au chlorure d'argent, et celle au sulfate de cuivre,
telle que nous l'avons modifiée avec du papier parchemin, et qui est construite par M. Mangenot, sont
les piles auxquelles il faut donner la préférence
dans ces cautérisations électrolytiques.

Comme nous l'avons déjà dit (Voir la partie
médicale), la cautérisation dans le voisinage des
vésicules séminales par l'action électrolytique est
excellente dans les cas de spermatorrhée. Nous
n'hésitons pas à dire que ce moyen est bien préférable à la méthode de Lallemand, car ces cau-

19.

térisations sont plus inoffensives et souvent plus efficaces.

Varicocèle.

Nous sommes arrivé, dans des cas de varicocèle, à obtenir une guérison rapide et complète, au moyen des effets électrolytiques.

Dans le premier cas que nous avons eu l'occasion de traiter, le malade était atteint à la fois d'une hydrocèle et d'un varicocèle, et nous ne cherchions, à vrai dire, qu'à faire disparaître l'hydrocèle. Voici comment nous avons procédé : Après avoir enfoncé le trocart (fig. 103), et laissé écouler le liquide, nous injectâmes quelques gouttes d'une solution d'iodure de potassium au vingtième, mais en si petite proportion que le contact de cette solution, qui d'ailleurs fut introduite en très faible quantité, ne produisit aucune sensation. Notre but était de décomposer en même temps l'iodure de potassium, et d'obtenir ainsi de l'iode à l'état naissant qui agirait comme caustique sur la tunique vaginale. Aussi, au lieu de mettre le fil de platine en contact avec le pôle négatif, nous le mîmes en communication avec le pôle positif. La séance, qui dura huit à dix minutes, fut très bien supportée.

Le lendemain nous fûmes très surpris de trouver tout autour des testicules une masse dure qui était due à la coagulation des veines ; cette masse formait une sorte de casque qui coiffait le testicule. Nous avions, par notre procédé, obtenu non seulement une légère inflammation de la cavité séreuse,

mais nous avions en même temps produit par l'influence électrolytique et par la décomposition de
l'iodure de potassium la coagulation du sang dans
les veines. Au bout de quinze jours, toute indura-
tion avait disparu, et le malade a été définitivement
débarrassé de son hydrocèle et de son varicocèle.

C'est là évidemment un procédé facile, commode
et nullement douloureux, de guérir le varicocèle.

Le procédé que nous avons suivi, pour agir par
l'électrolyse dans l'intérieur des tissus, est en même
temps plus pratique et *moins douloureux* que tout
autre. En effet, il eût fallu, avec une simple aiguille de platine, avoir, à peu de chose près, la
même grosseur que celle d'un trocart capillaire, et
l'on n'aurait jamais pu obtenir la même résistance
et, par conséquent, la même facilité de pénétration.
De plus, et c'est là un point important, on aurait
eu une eschare tout le long du trajet de l'aiguille,
tandis qu'avec notre procédé nous n'avons eu de
cautérisation qu'à l'extrémité du fil de platine.

D'un autre côté, en se servant d'un trocart et en
maintenant la canule dans les tissus, nous avons
pu faire pénétrer jusque dans l'intérieur des tissus
quelques gouttes d'une solution d'iodure de potassium, et ajouter ainsi à l'action cautérisante du
courant celle de l'iode à l'état naissant.

Éléphantiasis.

MM. Moncorvo et Silon Arango (de Rio-de-Janeiro)
ont appliqué l'électrolyse au traitement de l'élé-

phantiasis des Arabes. — Ils ont fait fabriquer des
aiguilles isolées aux trois quarts de leur étendue,
qu'ils ont introduites au nombre de trois à cinq
dans chaque tumeur, en les faisant communiquer, par l'intermédiaire d'un rhéophore multiple
avec une batterie à courants continus au sulfate
de cuivre, en commençant par six éléments et en
arrivant progressivement jusqu'à soixante, selon
la tolérance des malades et les conditions de chaque cas particulier. Ils ont, de plus, fait précéder
l'introduction des aiguilles, dans presque tous les
cas, de l'anesthésie locale, à l'aide du pulvérisateur
de Richardson ; les aiguilles, après avoir été lavées
dans une solution alcoolique d'acide phénique
au 20°, étaient, avant de s'en servir, enduites d'une
pommade contenant du salicylate de soude.

En prenant toutes ces précautions, en établissant
ainsi ce que les auteurs appellent l'*électrolyse listé-
rienne*, ceux-ci ont obtenu d'importants succès dans
le traitement de l'éléphantiasis des Arabes ; aussi
pensent-ils que les meilleurs moyens thérapeutiques
contre cette affection sont l'électricité sous la forme
de courants induits et continus de l'électrolyse, ensemble ou séparément, suivant les circonstances.

Plaies de mauvaise nature ou chroniques.

Nous avons enfin, employé les effets électrolytiques pour les cautérisations des plaies de mau-
vaise nature et pour des plaies ne pouvant se cautériser. Dans ces cas, il est préférable de n'em-

ployer que des piles à intensité faible, car l'action
de ces piles suffit largement. Selon que l'on veut
obtenir une cautérisation alcaline ou acide, il faut
mettre directement en contact avec la plaie le pôle
négatif ou le pôle positif. L'autre pôle est en communication avec un large tampon que l'on place
sur la peau saine.

Quand on veut momentanément augmenter la
suppuration et les bourgeons charnus, il faut mettre le pôle négatif sur la plaie, tandis que lorsqu'on
veut diminuer la suppuration il faut employer le
pôle positif comme cautérisant. Nous avons pu vérifier cette différence d'action un bien grand nombre de fois, et rien n'est plus net que cette différence d'action des pôles sur la suppuration des
plaies. Nous avons quelquefois appliqué successivement les deux pôles, en commençant par le pôle
négatif, pendant un temps très court, et en finissant par le pôle positif. Ces cautérisations nous
ont donné d'excellents résultats dans certains cas
où tous les autres modes de cautérisation étaient
des plus rebelles.

La plupart des caustiques ordinaires agissent
d'ailleurs par les courants électro-capillaires qu'ils
déterminent. Dans une note présentée à l'Académie
des sciences, nous avons montré que le nitrate
d'argent, le perchlorure de fer, le sulfate de zinc,
le nitrate de mercure, etc., déterminent, dès qu'ils
sont en contact avec les tissus, des courants électriques plus ou moins énergiques, et qu'il y avait
décomposition des sels et réduction du métal,

d'après les lois électro-chimiques. C'est pour cette raison que presque toutes ces cautérisations sont augmentées, lorsqu'on met en contact avec les tissus cautérisés un morceau de zinc ou tout autre métal oxydable. La présence de ces métaux favorise, en effet, ces décompositions électriques.

Goîtres et kystes du corps thyroïde.

Le docteur Chrosteck (de Vienne) a traité par l'électrolysation trente cas de goître et prétend en avoir toujours retiré de bons résultats.

Nous avons eu l'occasion de traiter des kystes du corps thyroïde par l'électrolyse. Voici le procédé que nous avons employé : après avoir fait une ponction avec le trocart ordinaire et, au moyen d'un appareil aspirateur, fait évacuer le contenu, et lavé la partie avec une solution phéniquée, nous avons injecté une légère solution d'iodure de potassium et suivi le manuel opératoire indiqué pour l'hydrocèle.

Dans le premier cas que nous avons opéré avec M. le Dr Berger, nous avons eu le tort de ne pas d'avance mettre un bouchon entre le trocart et le fil de platine, et comme le kyste donnait beaucoup de sang, nous n'avons pu agir par l'électrolyse que pendant un temps très court. De plus, l'écoulement du sang avait encore l'inconvénient de chasser l'injection de solution d'iodure de potassium qui avait été faite. Malgré ces imperfections dans le procédé opératoire, nous avons obtenu un résultat plus avantageux que nous n'o-

sions l'espérer, car dès le soir il y a eu un noyau
de coagulation dans la tumeur. Au bout d'un mois
on constatait une diminution notable de la tumeur,
et enfin après deux mois la résorption fut complète.
D'un autre côté, il n'y avait eu ni eschare, ni douleur réelle du côté du cou.

Un autre cas de tumeur du cou, qui était probablement également causée par un kyste, a diminué
sous l'influence des courants continus, mais appliqués uniquement sur la peau. Il y a donc, dans ce
traitement, plus qu'une simple action chimique.

M. le Dr Henrot (de Reims), dans une communication récente faite au Congrès d'Alger, recom-
mande le procédé suivant :

Deux trocarts capillaires, dont les canules sont
mises en rapport avec les réophores d'un fort appareil de Gaiffe, sont enfoncés dans les parties
fluctuantes du goître ; on retire alors le poinçon du
trocart et on met l'appareil en communication. Ce
moyen a les avantages suivants : 1° vider les kystes ;
2° déterminer la coagulation du sang dans les
parties vasculaires de la tumeur ; 3° laisser un
orifice de sortie aux gaz qui résultent de la décomposition chimique de l'eau des liquides organiques ;
4° favoriser la formation de caillots fibrineux solides en les débarrassant de la mousse albumi-
neuse produite par l'action chimique ; 5° éviter,
par la formation rapide d'un caillot, la formation
d'embolies capillaires. M. Henrot cite, à ce propos,
l'observation d'une jeune fille qui, atteinte d'un
goître vasculo-kystique, avec phénomènes de dis-

phagie et de dyspnée, et accès de suffocation, a été
complètement guérie par ce procédé, alors que les
injections interstitielles d'iode et le traitement général avaient complètement échoué.

M. Henrot, et c'est pour cela que nous avons tenu
à citer longuement son procédé, comme beaucoup
d'autres médecins, croit à l'importance des gaz qui
se forment par l'action électrolytique. Or il n'y a
qu'une quantité très minime de gaz qui se produit
dans tous les tissus organiques; ces gaz de plus
sont à l'état de bulles très petites et ils sont rapidement dissous. Il n'y a donc pas à se préoccuper
de la formation des gaz, et nous pouvons d'autant
mieux l'affirmer, que c'est l'observation de plusieurs
faits qui nous a donné cette conviction, et que
dans les commencements, nous aussi, nous avions
cette même appréhension, et que nous croyions à
une influence plus ou moins fâcheuse des gaz produits par l'action chimique.

GALVANOCAUSTIQUE THERMIQUE

Lorsque les deux pôles d'une pile sont réunis par un fil métallique fin, le métal s'échauffe, rougit et brûle dans l'air. Le métal qui s'échauffe le plus facilement et qui a l'avantage de ne point se fondre est le platine; c'est pour cela que les fils dont on se sert pour la galvanocaustie sont toujours en platine. C'est sur ce principe qu'est fondée la galvanocaustique, qui, à vrai dire, n'est qu'une application indirecte de l'électricité à la chirurgie, car le fil, chauffé par le passage d'un courant, n'agit absolument que par sa haute température, et n'a pas d'action particulière qui n'appartienne aussi bien au fer rouge ou au cautère actuel.

Des avantages du galvano-cautère.

Le galvano-cautère a sur le cautère actuel de grands avantages, mais qui tiennent uniquement à une application plus facile et à un maniement plus commode.

La chaleur électrique est plus intense, et peut être entretenue pendant un temps beaucoup plus

long. On peut la renouveler presque instantanément, et sans être obligé de changer quoi que ce
soit aux instruments.

Un autre avantage et à vrai dire un des plus importants consiste dans la facilité avec laquelle on
peut porter l'anse galvano-caustique à froid dans
des cavités situées profondément; une fois l'anse
bien placée, on ouvre le courant et l'on obtient
aussitôt la cautérisation selon le trajet qu'on a
préparé d'avance, d'après la direction du fil.

Le galvano-cautère de même que le thermo-
cautère a, sur les instruments tranchants, l'avantage précieux de posséder une réelle action hémo-
statique. Il ne sectionne pas seulement les tissus
sur lesquels on l'applique, il a encore la propriété
de coaguler par la chaleur l'albumine du sang, et
de former ainsi, à l'orifice des vaisseaux sectionnés,
un caillot assez consistant, qui empêche une perte
de sang que l'on ne peut éviter lorsque l'on se sert
des instruments tranchants.

Principes généraux pour l'application de la galvano-caustie.

Nous avons vu que le principal avantage du galvano-cautère est la formation d'un caillot sanguin
assez résistant pour oblitérer les vaisseaux et empêcher ainsi toute hémorrhagie. Pour arriver à ce
résultat, il faut deux conditions :

1° Que la chaleur du galvano-cautère soit assez
intense et assez prolongée pour déterminer la coagulation du sang dans des vaisseaux volumineux ;

2° Que la quantité de sang à coaguler en un temps donné ne soit pas trop considérable, car, malgré la grande élévation de température du galvano-cautère, celui-ci ne peut jamais donner une chaleur suffisante en un temps très court pour coaguler une grande quantité de sang.

1° Pour obtenir la première condition, il faut que le fil de platine soit chauffé au moins au rouge sombre et que l'opérateur ne sectionne les tissus que *très lentement*. C'est ce *très lentement* qui est la base de toute opération galvanocaustique, et tous les autres points sur lesquels on a insisté se réduisent pour ainsi dire à celui-là.

Il n'y a pas d'auteur qui n'ait signalé les avantages de la température rouge sombre et les inconvénients du rouge blanc. Néanmoins si le couteau galvanocaustique ou l'anse de platine, chauffés à cette température, déterminent souvent des hémorrhagies, cela ne tient pas au fait même de la chaleur rouge blanc, mais bien à ce que les opérateurs sont allés trop vite dans la cautérisation des tissus. A cette température, en effet, le fil de platine, même très épais, coupe comme un bistouri et le chirurgien a trop souvent la tendance de terminer son opération le plus rapidement possible. Qu'arrive-t-il alors? Les artères ont été coupées tellement vite, que la chaleur n'a pas eu le temps de se transmettre, et que le caillot n'a pas pu se former et oblitérer le calibre du vaisseau. Tandis que, lorsque le fil de platine n'est chauffé qu'au rouge sombre, il est impossible d'aller aussi rapidement, les tissus

ne sont divisés que peu à peu, et le sang a le temps
d'être coagulé. On met ainsi et forcément au moins
trois à quatre fois plus de temps qu'en employant
la température rouge blanc; mais si avec celle-ci
on veut bien mettre le même temps, on n'aura aucune hémorrhagie et l'eschare sera même plus
épaisse. En un mot, excepté dans certaines conditions spéciales, on ne doit pas trop se préoccuper
de la température, mais aller lentement, et n'a-
vancer dans la division des tissus qu'en s'assurant
que les vaisseaux déjà sectionnés ne donnent
plus de sang.

Avec le serre-nœud, où l'on agit plus mécaniquement, la température rouge sombre est la meilleure, parce qu'elle ne divise les tissus que lentement, et que l'anse resserre les tissus, les écrase
même un peu, avant de les cautériser, ce qui n'aurait pas lieu avec le rouge blanc. Mais, encore une
fois, avec de la lenteur et les précautions voulues,
on peut avec le rouge blanc éviter toute hémorrhagie; il y a d'autres points plus importants dont il
faut se préoccuper pendant l'opération, celui-là est
secondaire, au moins pour ceux qui consentent à
aller lentement. Le couteau galvanocaustique n'est
pas un bistouri, c'est ce qu'on oublie trop souvent,
et beaucoup de médecins qui ont l'habitude de
manier le bistouri se servent trop du galvano-
cautère, comme si c'était un instrument tranchant.
Ils arrivent ainsi, presque sûrement, à avoir des
hémorrhagies et accusent alors la galvanocaustie,
quand leurs moyens d'opérer sont seuls en défaut.

Comme l'a écrit M. Bœckel, l'anse galvanocaustique doit être un écraseur cautérisant, et nous ajouterons que le couteau galvanocaustique ne doit
jamais être un couteau, mais une lame mousse
séparant les tissus par des brûlures successives.

2° Quelle que soit la forme du couteau galvanocaustique que l'on emploie, il ne faut jamais espérer pouvoir en un temps très court coaguler une
grande quantité de sang. Aussi tous les moyens
qui permettent de diminuer la masse sanguine
dans les tissus qu'on veut cautériser favoriseront
l'opération et viendront en aide à l'action hémo-
statique du galvano-cautère.

Ces moyens sont très variés et connus de tous.
Ce sont d'abord la compression digitale pure et
simple, puis la compression par un tube en caoutchouc, la compression directe ou ligature au-dessus
du point que l'on doit sectionner. Il y a enfin un
dernier mode de compression : c'est celle qui est
produite par le fil même qui cautérise, et c'est là un
des avantages du serre-nœud et surtout du nœud que
l'on peut former avec la pince galvanocaustique.

L'action du galvano-cautère sur les tissus détermine la formation d'eschares. Ces eschares se
comportent différemment selon la partie du corps
qu'elles occupent, c'est-à-dire selon qu'elles sont
exposées à l'air, renfermées dans une cavité mu-
queuse ou selon qu'elles sont sous-cutanées.

A. Les eschares qui sont exposées à l'air se des-
sèchent, forment une sorte de croûte qui est éli-
minée par la suppuration.

B. Celles qui sont situées dans les cavités mu-
queuses, telles que la bouche, le vagin, le rectum,
l'urèthre, etc., se dissocient, se putréfient. Ces
eschares amènent quelquefois des hémorrhagies
secondaires, de la fièvre et des accidents septicé-
miques. Il est toujours nécessaire de bien les surveiller et surtout de les désinfecter soit au moyen
d'alcool phéniqué, soit avec une solution d'hypo-
sulfite de soude phéniquée.

C. Les eschares complètement sous-cutanées, et
parmi celles-ci nous compterons les eschares intra-
péritonéales, peuvent se résorber sans suppuration.

Appareils galvanocaustiques.

L'appareil le plus employé jusqu'à ce jour est la
pile de Grenet. Les différents appareils usités ne sont
que des modifications insignifiantes de cette pile.

L'appareil de Grenet se compose d'éléments zinc
et charbon, immergés dans de l'acide sulfurique
étendu d'eau, saturé de bichromate de potasse.

Pour rendre constante cette pile à un seul liquide,
M. Grenet a eu l'heureuse idée de maintenir ce
liquide en agitation par l'insufflation d'une certaine
quantité d'air. La pile conserve une grande énergie tant que dure l'insufflation, et l'on peut, en
faisant pénétrer dans l'appareil une plus ou moins
grande quantité d'air, augmenter ou diminuer
l'intensité du courant.

Cet appareil a subi plusieurs modifications, et la
plupart des fabricants construisent aujourd'hui

des appareils ayant entre eux une grande analogie.

Le tube à insufflation a disparu dans tous ces appareils; il suffit, en effet, d'imprimer des mouvements à l'appareil pour faire disparaître la polarisation. Les seules différences qui existent entre ces divers appareils consistent dans la longueur des lames de zinc et dans leur contact avec les charbons.

PILE GALVANOCAUSTIQUE DE M. TROUVÉ. — La pile fabriquée par M. Trouvé (fig. 104) se compose de dix couples zinc et charbon, disposés dans une cage en caoutchouc durci, ayant la forme d'un étrier. Les montants de cette cage sont maintenus par le fond au moyen de deux clavettes, et à la partie supérieure par une poignée fixée par des écrous que l'on peut serrer à volonté.

Les couples ont la disposition suivante :

Ils sont divisés en deux séries de cinq couples chacune : zinc et charbon alternant entre eux, les biseaux tournés en sens inverses. Les deux séries commencent chacune par un charbon et finissent par un zinc.

On les place dans la cage de façon que les deux charbons terminaux soient accolés au centre de la pile et que les deux zincs extrêmes soient aux deux extrémités de la pile contiguë aux plaques de caoutchouc.

La séparation de chaque couple est obtenue au moyen de jarretières en caoutchouc élastique, placées en haut et en bas des charbons.

Leur réunion se fait au moyen de trois contacts mobiles armés de pinces en laiton.

Un de cés contacts, le plus long, porte dix pinces, et se place indistinctement sur l'un ou l'autre

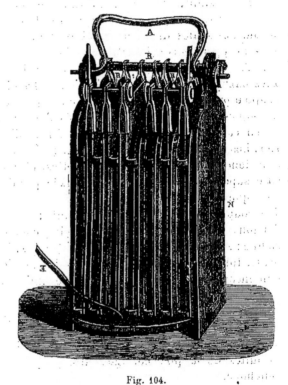

Fig. 104.

côté des éléments de façon que les pinces les plus
longues et les plus larges embrassent les charbons,
et les plus courtes et les plus étroites, les zincs.

Pour fixer ces pinces, on a le soin d'appuyer assez

fortement sur la tige qui les porte en leur imprimant un petit mouvement de va-et-vient destiné
à les faire entrer plus facilement.

Les deux autres contacts sont armés de tiges où
viendront se placer les rhéophores. On les fixe à
l'autre extrémité des éléments. Leur position est

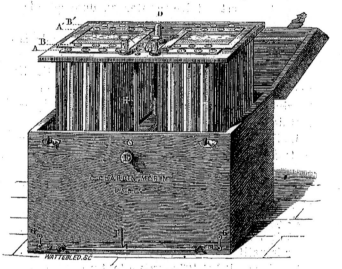

Fig. 105.

déterminée, comme pour le premier contact, par
les dimensions des pinces, c'est-à-dire les longues
sur les charbons, les courtes sur les zincs. Les
deux écrous qui les tiennent doivent se trouver en
dehors.

APPAREIL GALVANOCAUSTIQUE DE M. CHARDIN. —
Cet appareil (fig. 105) se compose de deux éléments

guidés par deux coulisses placées au milieu d'eux dans deux auges en caoutchouc durci, renfermées elles-mêmes dans une boîte en chêne. Chacun de ces éléments est composé de 4 charbons et 3 zincs fixés à une planche mobile supportant 2 bornes CC qui représentent les deux pôles des piles, et une croix D qui sert à faire monter ou descendre les piles.

Une vis à pression E, placée à l'extérieur de la boîte, permet de maintenir la pile à la hauteur jugée convenable, en venant s'appuyer sur la tige H fixée à la planchette supérieure. Les charbons et les zincs sont maintenus par des écrous, ce qui permet de les remplacer facilement.

Le liquide excitateur est une solution de bichromate de potasse.

L'appareil galvanocaustique de M. Mangenot est analogue, ainsi que ceux construits en Angleterre et en Allemagne.

PILE DE M. PLANTÉ. — Un des appareils que l'on peut également employer en chirurgie, et surtout pour la petite chirurgie, est la pile de M. Planté.

Les figures 106 et 107 représentent un de ces couples secondaires; il est formé de deux longues et larges lames de plomb enroulées en hélice, immergées dans de l'eau acidulée d'un dixième par l'acide sulfurique.

Si l'on fait traverser cet appareil par le courant de deux petits couples de Bunsen ou bien de trois couples au sulfate de cuivre, l'eau, sous l'influence du courant, est décomposée, et il se forme du pe-

roxyde de plomb sur la lame positive. Cette action
du courant s'accumule et après dix minutes la
quantité d'électricité ainsi condensée est suffisante
pour porter à
l'incandescence,
pendant quatre
à cinq minutes,
un fil de platine
d'un millimètre
de diamètre.

L'une des plus
curieuses pro-
priétés de cet
appareil est qu'il
peut conserver
la plus grande
partie de sa char-
ge pendant plu-
sieurs heures ;
on peut ainsi,
par exemple,
charger l'appa-
reil chez soi et
en utiliser les ef-
fets plusieurs
heures après.
Ainsi un méde-
cin qui n'aurait

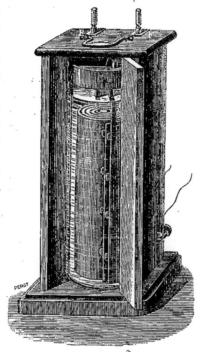

Fig. 106.

à son service qu'un ou deux couples ordinaires
pourrait au moyen de cet appareil arriver à obtenir les mêmes effets que ceux que l'on obtient avec

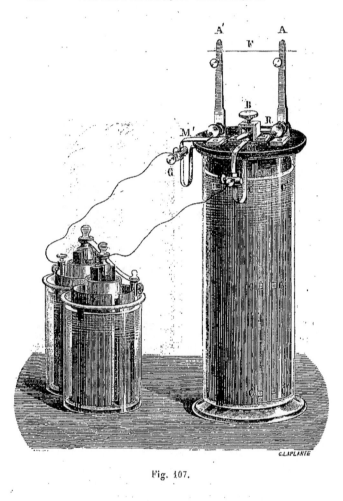

Fig. 107.

20 ou 30 éléments ou avec les appareils galvano-
caustiques ordinaires.

L'intérêt scientifique de cet appareil est justement
dans cette accumulation d'électricité. L'électricité
qui se dégage de ces deux éléments Bunsen est insuffisante pour faire rougir un fil de platine, mais
au moyen de la pile ou du couple secondaire de
M. Planté, on emmagasine toute l'électricité qui se
dégage pendant un temps plus ou moins long;
celle-ci, en se reconstituant, n'agira guère que pendant 4 à 5 minutes, mais ses effets seront beaucoup
plus considérables. Ce que l'on perd en durée, on
le gagne en force.

Si nous considérons maintenant le côté pratique
de cette pile, il est facile d'en comprendre tous les
avantages.

Elle permet au praticien de transporter facilement partout où il veut une quantité assez considérable d'électricité, et évite l'inconvénient des mani-
pulations chimiques qui sont toujours désagréables.

Cet appareil, dans tous les cas, ne peut être employé que dans les opérations de courte durée.
C'est à cette pile que M. Trouvé a ajouté un rhéostat et qu'il a donné le nom de polyscope.

Instruments servant à la galvanocaustie.

SERRE-NŒUD. — Cet instrument (fig. 108) se compose d'un fil de platine dont les deux extrémités
sont enroulées autour d'une vis E. Ce fil forme à
l'extrémité du porte-cautère A une anse G destinée

20.

à sectionner le pédicule de la tumeur que l'on veut enlever. En tournant la vis E, cette anse diminue ainsi progressivement, jusqu'à devenir nulle.

Les deux pôles de la pile galvanocaustique viennent s'adapter au porte-cautère en H et I; on livre passage au courant en pressant le bouton B.

Cet instrument est surtout utile lorsque la tumeur que l'on veut enlever est située profondément, comme dans le vagin, le rectum, l'arrière-bouche, etc.

Couteau galvanocaustique. — Ce couteau est formé d'une anse de platine, à bords mousses, recourbée comme le représentent les figures 109 et 110, et venant s'adapter au porte-cautère M, au moyen de deux vis J et K. On l'emploie dans les cas où la tumeur que l'on veut enlever est plongée dans les tissus et n'est pas pédiculée.

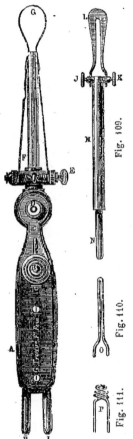

Fig. 108.

Fig. 109.

Fig. 110.

Fig. 111.

Bouton de feu. — Cet instrument est formé d'un

fil de platine P enroulé comme le représente la figure 111, et pouvant également s'adapter à la tige du porte-cautère.

On l'appli-
que, dans les
cas d'hémor-
rhagie, à l'ori-
fice du vais-
seau sectionné,
afin de déter-
miner la for-
mation d'un
caillot obtura-
teur.

PINCE GALVA-
NOCAUSTIQUE. —
Lorsque la tu-
meur est su-
perficielle, ou
lorsqu'elle
peut être faci-
lement attein-
te, il est pré-
férable de se
servir de la
pince galvano-
caustique que

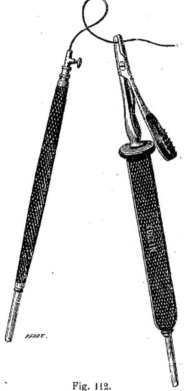

Fig. 112.

nous avons fait construire à cet effet par M. Collin.

Cet instrument (fig. 112) se compose d'une tige droite isolée par un manche de bois qui la recou-

vre. Cette tige présente à son extrémité une ouverture dans laquelle on peut introduire et fixer
le fil de platine. Elle communique avec l'un des
pôles de la pile.

L'autre pôle est mis en communication avec une
pince en cuivre nickelé, isolée également par un
manche de bois. On saisit le fil de platine avec cette
pince, et, aussi longtemps que l'on maintient la
pression, le courant passe, et, dès que l'on cesse cette
pression, le courant est subitement interrompu.

Voici les divers avantages de cette pince :

1° Elle permet d'aller saisir le fil de platine immédiatement à sa sortie des tissus, sans être obligé
de le ramener au porte-cautère commun, comme
dans les appareils ordinaires ; de plus, on peut
limiter, avec les deux pôles mobiles, l'action galvanocaustique exactement dans la partie du fil qui
plonge dans les tissus.

2° Elle permet de déterminer des mouvements
de va-et-vient, de telle sorte que les parties du fil
qui sont externes, et partant plus incandescentes,
pénètrent à leur tour dans la plaie, et *vice versa*.
L'opérateur est également plus maître de ses mouvements, et peut, selon les cas, diminuer ou augmenter la pression du fil.

3° Enfin on peut, encore mieux qu'avec le serre-
nœud, déterminer une forte ligature dans les tissus
en faisant croiser les deux bouts du fil, et en tirant
en sens inverse, comme cela est indiqué dans la
figure 112. On obtient ainsi une pression égale sur
tous les points.

SONDE GALVANOCAUSTIQUE. — Nous avons fait
construire dans le même but une sonde qui pourrait servir dans certains trajets fistuleux, ou même
pour la cautérisation de canaux, tels
que l'urèthre, car elle permet de ne
cautériser que l'endroit rétréci.

Elle se compose de deux tiges de
cuivre, ou mieux d'argent. La tige inférieure occupe toute la longueur et
se termine par un pas de vis sur lequel peut se visser une petite sonde
conductrice. Derrière ce pas de vis
commence la tige supérieure qui,
à 5 ou 6 millimètres en arrière, est
interceptée par une petite lame de
platine coudée, de 2 à 3 centimètres
de longueur : en arrière de cette lame,
la tige se continue (fig. 113).

On met chacune de ces tiges en contact avec l'un des pôles de la pile. Le
courant passe par la tige inférieure
et revient par la tige supérieure.

La portion de ce parcours formée
par la lame de platine rougit, et Fig. 113.
nous avons cherché à profiter de ce
que l'échauffement se fait en premier lieu et est
le plus considérable, au sommet du coude formé
par le platine.

Voici alors comment on procède dans le cas de
rétrécissement.

On visse la sonde galvanocaustique à la petite

sonde conductrice, et l'on introduit celle-ci lentement dans le canal de l'urèthre, jusqu'à ce que
l'on rencontre le rétrécissement.

En ce point, la sonde galvanocaustique, à cause
de son diamètre, ne peut plus avancer ; on met
alors en communication la sonde avec le courant
électrique, et la lame de platine, et surtout le coude
déterminé par son inflexion, rougit, et par suite de
la pression que l'on imprime, elle pénètre dans le
rétrécissement et le sectionne d'avant en arrière.

PETIT CAUTÈRE POUR LE RÉTRÉCISSEMENT DE L'ŒSO-
PHAGE OU DU RECTUM. — Cet
instrument est formé de
deux tiges de cuivre dont
les extrémités sont arti-
culées avec une lame de
platine (fig. 114). La direction des tiges de cui-
vre pour franchir le ré-
trécissement est rectili-
gne telle qu'elle est re-
présentée dans cette figure.

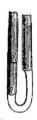 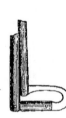

Fig. 114.   Fig. 115.

Une fois le rétrécissement franchi, un mouvement de bascule, que l'on détermine en tirant
sur l'une des tiges en cuivre, fait relever la lame
de platine et la met dans une position à angle droit avec les tiges de cuivre qui la supportent (fig. 115). On attire alors l'instrument, la lame
de platine vient buter contre le rétrécissement ; à ce moment-là, on fait passer le courant et l'on sectionne ainsi le rétrécissement.

Sonde lacrymale. — Cet instrument s'applique surtout aux suppurations chroniques du sac
lacrymal ou aux rétrécissements du canal na-
sal, qui ont résisté aux traitements que l'on emploie d'ordinaire. Il a le calibre d'une sonde ordinaire.

Il se compose (fig. 116) d'une anse de platine
d'un centimètre de longueur environ,
dont les deux extrémités se continuent
par deux fils de cuivre ou mieux d'argent,
isolés l'un de l'autre et parallèles. Chacun de ces fils est mis en communication
avec l'un des pôles de la pile, par l'intermédiaire du porte-cautère. Le cuivre ou
l'argent ne s'échauffent que légèrement,
tandis que le platine arrive promptement
au rouge blanc. On peut ainsi, au moyen
de cette sonde, arriver jusqu'au rétrécis-

Fig. 116.

sement, et ne cautériser que le point rétréci.

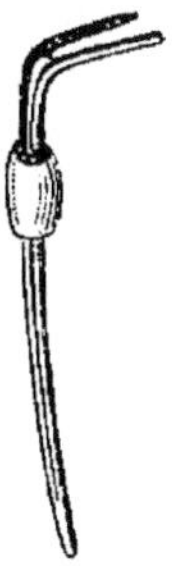

Explorateur électrique de M. Trouvé. — Cet
appareil, destiné à reconnaître la présence d'un
projectile dans une plaie, se compose : 1º d'une
sonde exploratrice ; 2º d'un appareil révélateur. La
sonde exploratrice (fig. 117) est une canule rigide ou
souple, qui sert à faire l'exploration préalable de la
plaie et facilite l'introduction des appareils explo-
rateurs. L'appareil révélateur (fig. 118) contient un
électro-aimant très petit disposé pour fonctionner
en trembleur et communiquant au moyen de
mousquetons spéciaux avec les pôles d'une petite
pile. Un stylet qui s'ajuste à frottement au révé-

lateur et le complète est formé de deux tiges métal-

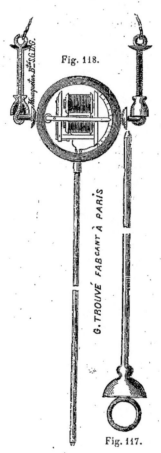

Fig. 118.

Fig. 117.

liques très isolées l'une de l'autre, renfermées dans un tube protecteur commun et terminées par des pointes aiguës qui font une saillie de quelques millimètres en dehors de leurs enveloppes. Les deux tiges du stylet font partie du circuit électrique de la pile et de l'électro-aimant; il suffit qu'un corps conducteur soit en contact avec les pointes pour que ce circuit soit complet et que le courant passe en faisant vibrer le trembleur.

Pour se servir de l'appareil, la sonde exploratrice étant déjà introduite dans la plaie jusqu'au corps résistant que l'on soupçonne être le projectile, on retire le mandrin de la sonde, et l'on introduit à la place le stylet du révélateur. Dès que l'extrémité de celui-ci se trouve en contact avec le corps métallique, le courant passe et le trembleur est mis en mouvement.

La première application de l'électricité pour la constatation d'un métal dans l'organisme a été faite au moyen d'une boussole, dont l'aiguille indiquait (la résistance étant moindre) une déviation plus grande, dès que les deux fils communiquant avec la pile étaient en contact avec un métal quelconque. Ce mode d'exploration est moins pratique que celui de l'explorateur électrique de M. Trouvé, car le bruit de la petite sonnerie donne des indications plus nettes et plus exactes.

MICRO-TÉLÉPHONE. — Dans ces derniers temps on a également employé le téléphone pour constater la présence de corps étrangers. On y ajoute même souvent un microphone qui permet d'augmenter l'intensité des bruits de frottement. Le téléphone et le micro-téléphone ne peuvent donner que des renseignements approximatifs, et c'est surtout par comparaison que l'on peut se rendre compte des corps étrangers. L'inconvénient de ces instruments est précisément leur extrême sensibilité, car le moindre changement dans l'intensité du courant, la moindre augmentation dans la résistance du circuit peuvent amener des sons que l'on peut confondre avec ceux qui sont produits par le frottement des extrémités sur des corps étrangers.

M. Graham Bell a proposé une méthode beaucoup plus simple et plus exacte : elle consiste à

introduire dans le corps une aiguille communiquant avec un téléphone. L'autre communication
du téléphone a lieu avec une plaque métallique
appliquée sur la surface de la peau. Lorsque la
pointe de l'aiguille rencontre la balle, une pile se
trouve naturellement formée par le métal de la
balle, et la surface métallique en contact avec la
peau. Aussitôt un courant électrique traverse les
bobines du téléphone, et celui-ci fait entendre un
bruit chaque fois que l'aiguille est en contact avec
le corps métallique étranger,

BALANCE D'INDUCTION DE HUGHES. — De tous les
instruments pour constater la présence de balles
dans les plaies, le plus curieux et le plus étonnant
est sans contredit la *balance d'induction* inventée
par M. Hughes. Elle permet non seulement d'affirmer qu'il y a un corps métallique dans les tissus,
mais encore à quelle profondeur il se trouve et cela
sans introduire dans le corps ou dans la plaie aucune
sonde, ni aucun stylet. La sensibilité de cet instrument est merveilleuse, car il est facile à tout le
monde de reconnaître, les deux mains étant fer-
mées, dans laquelle des mains se trouve une petite
pièce de monnaie.

Voici le principe de la balance d'induction de
M. Hughes :

Deux paires de bobines creuses (fig. 119), formées
de fil de cuivre recouvert de soie, sont superposées.
Dans les bobines inférieures on fait passer le courant d'une pile ; on constitue ainsi un circuit inducteur. Dans le circuit formé par les bobines su-

périeures on place un téléphone ; dans celles-ci il se
produit, à chaque interruption du circuit *inducteur*,

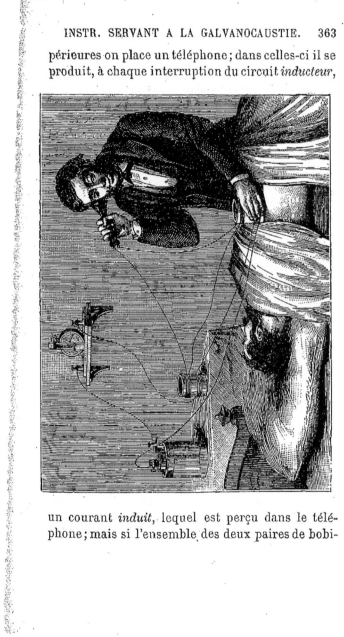

Fig. 118.

un courant *induit*, lequel est perçu dans le téléphone ; mais si l'ensemble des deux paires de bobi-

nes est bien équilibré, on n'entend aucun bruit
dans le téléphone; les courants se contre-balan-
cent, de là le nom de balance d'induction.

Si l'on plonge dans l'une des paires de bobines
un morceau de métal, ou si l'on en approche un
métal, l'équilibre établi est rompu et l'on entend
dans le téléphone le son produit par l'interrupteur;
d'un autre côté, l'intensité du son produit est
d'autant plus grande que le morceau de métal est
plus rapproché du plan de séparation de la paire
de bobines dans lequel il est plongé, ce qui permet
d'apprécier les distances. Enfin, le son produit
dans les mêmes circonstances par deux fragments
de métaux différents est différent, ce qui permet
de connaître la nature du métal.

Ainsi, si l'on plonge deux pièces métalliques
identiques dans les deux paires de bobines, et si le
son du téléphone n'est pas éteint, c'est que les
deux pièces ne se trouvent pas à la même hauteur.
Si, au contraire, elles se trouvent à la même hauteur et si le téléphone donne un son, c'est que les
deux pièces sont de nature ou de volume différents.

Pour rechercher une balle dans le corps humain,
et c'est là l'opération qui a été essayée pour rechercher la balle qui a amené la mort du président des États-Unis Garfield (1), on dispose l'expérience de la façon suivante : les deux paires de

---

(1) On n'a malheureusement exploré qu'un seul côté chez Garfield, car il était impossible, sous peine d'amener aussitôt une issue
fatale, de lui faire changer la position qu'il avait dans son lit, et
c'est précisément de ce côté que se trouvait la balle, comme l'a
démontré l'autopsie.

bobines sont roulées sur des cylindres en verre ;
une paire est mobile et peut s'appliquer sur le corps
du malade. Tant que l'équilibre n'est pas troublé,
c'est-à-dire aussi longtemps que l'une des bobines
mobiles est éloignée de la balle, on n'entend aucun
bruit dans le téléphone ; mais dès qu'on se rapproche de la balle, le bruit de l'interrupteur se fait
entendre et il augmente jusqu'à ce que l'on soit
dans le prolongement de l'axe passant par le projectile et par la bobine. Il ne reste plus alors qu'à
connaître la profondeur.

Pour cela, on prend une balle de même calibre
et on la place devant la seconde paire de bobines,
on l'approche et on l'éloigne jusquà ce que le téléphone redevienne silencieux. La distance de cette
balle de comparaison indiquera la distance qu'il y
a de la balle qui est dans l'intérieur du corps, à la
bobine exploratrice. On connaîtra ainsi la profondeur du projectile et par conséquent on sera en
possession de tous les éléments pour en faciliter
l'extraction.

Ajoutóns que rien n'est simple et facile comme
ce procédé, qui, parmi les choses merveilleuses de
l'électricité, est une des plus merveilleuses.

TABLE DES MATIÈRES

FIN DE LA TABLE DES MATIÈRES.

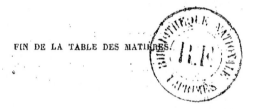

10110-86. CORBEIL. — Typ. et stér. CRETÉ.

EXTRAIT DU CATALOGUE

BIBLIOTHÈQUE DIAMANT

DES

SCIENCES MÉDICALES ET BIOLOGIQUES

COLLECTION PUBLIÉE DANS LE FORMAT IN-18 RAISIN
IMPRIMÉE AVEC LUXE SUR PAPIER TEINTÉ, NOMBREUSES FIGURES
DANS LE TEXTE
CARTONNAGE A L'ANGLAISE, TRANCHES ROUGES

G. MASSON, ÉDITEUR

LIBRAIRE DE L'ACADÉMIE DE MÉDECINE

120, Boulevard Saint-Germain, à Paris.

MANUEL

DE

PATHOLOGIE INTERNE

Par le Dr DIEULAFOY

PROFESSEUR A LA FACULTÉ DE MÉDECINE DE PARIS
MÉDECIN DES HOPITAUX, LAURÉAT DE L'INSTITUT (PRIX MONTYON).

Nouvelle édition. 2 vol...... **15 fr.**

RÉSUMÉ

D'ANATOMIE APPLIQUÉE

Par M. le Dr PAULET

Professeur à la Faculté de médecine de Lyon.

3e édition, avec 63 figures dans le texte.... **7 fr.**

PRÉCIS

DES

MALADIES DES FEMMES

Par le Dr LUTAUD

Avec des figures dans le texte....... **7 fr.**

LES BANDAGES

ET

LES APPAREILS A FRACTURES

Par M. le Dr **GUILLEMIN**

2e édition, avec 155 figures dans le texte....... 6 fr.

MANUEL DU MICROSCOPE

DANS SES APPLICATIONS AU DIAGNOSTIC
ET A LA CLINIQUE

Par MM. les Drs Mathias **DUVAL** et **LEREBOULLET**

2e édition, avec 96 figures dans le texte......... 6 fr.

PRÉCIS D'HYGIÈNE PRIVÉE

ET SOCIALE

Par M. le Dr A. **LACASSAGNE**

PROFESSEUR A LA FACULTÉ DE MÉDECINE DE LYON

3e édition.................... 6 fr.

MANUEL MÉDICAL D'HYDROTHÉRAPIE

Par M. le Dr **BENI-BARDE**

MÉDECIN EN CHEF DE L'ÉTABLISSEMENT HYDROTHÉRAPIQUE MÉDICAL DE PARIS
ET DE L'ÉTABLISSEMENT HYDROTHÉRAPIQUE D'AUTEUIL

2e édition, avec figures dans le texte.......... 6 fr.

LE MÉDECIN

DEVOIRS PRIVÉS ET PUBLICS

Ses rapports avec la jurisprudence et l'organisation médicale

Par A. DECHAMBRE

MEMBRE DE L'ACADÉMIE DE MÉDECINE

1 volume..................... 6 fr.

PRÉCIS DE ZOOLOGIE MÉDICALE

Par M. G. CARLET

DOYEN DE LA FACULTÉ DES SCIENCES ET PROFESSEUR A L'ÉCOLE DE MÉDECINE
DE GRENOBLE

2e édition, avec 207 figures dans le texte....... 7 fr.

MANUEL DE THÉRAPEUTIQUE

Par le Dr BERLIOZ

PROFESSEUR A LA FACULTÉ DE MÉDECINE DE GRENOBLE

Avec une préface par M. BOUCHARD

PROFESSEUR A LA FACULTÉ DE MÉDECINE DE PARIS

2e édition. Prix.................. 6 fr.

PRÉCIS DE MÉDECINE JUDICIAIRE

Par M. le Dr LACASSAGNE

Professeur à la Faculté de médecine de Lyon.

Avec fig. dans le texte et 6 pl. en couleur. 7 fr. 50

GUIDE PRATIQUE D'ÉLECTROTHÉRAPIE

Par le Dr ONIMUS

3e édition, augmentée d'un chapitre sur *l'Électricité statique*, par M. le Dr DANION. Avec 119 figures dans le texte.................................. 6 fr.

ÉLÉMENTS DE PHYSIQUE

APPLIQUÉE A LA MÉDECINE ET A LA PHYSIOLOGIE

Par M. MOITESSIER

DOYEN DE LA FACULTÉ DE MÉDECINE DE MONTPELLIER

OPTIQUE

Avec 117 figures dans le texte.............. 7 fr. 50

PRÉCIS D'OPHTALMOLOGIE

Par M. le Dr Georges CAMUSET

Avec 123 figures dans le texte et une eau-forte de M. FIRMIN-GISARD, représentant une opération de cataracte.................... 7 fr.

MANUEL D'OBSTÉTRIQUE

OU AIDE-MÉMOIRE DE L'ÉLÈVE ET DU PRATICIEN

Par le Dr NIELLY

2e édition, revue et augmentée, avec 43 figures. 5 fr.

PRÉCIS THÉORIQUE ET PRATIQUE

DE

L'EXAMEN DE L'ŒIL ET DE LA VISION

Par M. le Dr CHAUVEL

MÉDECIN PRINCIPAL DE L'ARMÉE, PROFESSEUR A L'ÉCOLE DU VAL-DE-GRACE

Avec 149 figures dans le texte...... 6 fr.

MANUEL

DE DIAGNOSTIC MÉDICAL

Par M. SPILLMANN

PROFESSEUR A LA FACULTÉ DE MÉDECINE DE NANCY

Avec 100 figures dans le texte....... 7 fr. 50

LES EAUX MINÉRALES

DANS LES AFFECTIONS CHIRURGICALES

EMPLOI ET INDICATIONS, LÉSIONS TRAUMATIQUES,
SCROFULE ET TUBERCULOSE LOCALE, SYPHILIS, MALADIES CUTANÉES

Par le Dr Eug. ROCHARD
Médecin de 1re classe de la marine.

Avec une préface de M. J. ROCHARD, membre de l'Académie de
médecine, inspecteur général du service de santé de la marine.

1 volume..................... 5 fr.

PARIS

SA TOPOGRAPHIE, SON HYGIÈNE, SES MALADIES

Par le Dr Léon COLIN, inspecteur de l'armée.

1 volume .... 6 fr.

G. MASSON, ÉDITEUR. — BIBLIOTHÈQUE DIAMANT. 7

GAZETTE HEBDOMADAIRE

DE MÉDECINE ET DE CHIRURGIE

Paraissant tous les vendredis

ORGANE OFFICIEL DE LA SOCIÉTÉ MÉDICALE DES HOPITAUX

TRENTE-TROISIÈME ANNÉE

COMITÉ DE RÉDACTION

M. le Docteur L. LEREBOULLET

RÉDACTEUR EN CHEF

MM. LES DOCTEURS P. BLACHEZ, BRISSAUD, GEORGES DIEULAFOY,
DREYFUS-BRISAC, FRANÇOIS FRANCK, ALBERT HÉNOCQUE,
A.-J. MARTIN, ANDRÉ PETIT, PAUL RECLUS.

NOTA. — Les abonnés à la **Gazette hebdomadaire** ont droit, moyennant un supplément de prix :

De **8** francs, au *Bulletin de l'Académie de médecine*, publié le dimanche de chaque semaine ;

De **5** francs, aux *Bulletins et Mémoires de la Société médicale des hôpitaux*, paraissant deux fois par mois ;

De **5** francs, aux *Comptes rendus hebdomadaires des Séances de la Société de biologie*, paraissant tous les vendredis.

PRIX DE L'ABONNEMENT :

GAZETTE HEBDOMADAIRE SEULE. *France* : Un an, **24** fr. — Six mois, **13** fr. — Trois mois, **7** fr. — *Union postale :* Un an, **26** fr. — Six mois, **14** fr. — Trois mois, **7** fr. **50**.

AVEC LE BULLETIN DE L'ACADÉMIE. *France :* Un an, **32** fr. — Six mois, **17** fr. — Trois mois, **9** fr. — *Union postale :* Un an, **38** fr. — Six mois, **20** fr. — Trois mois, **10** fr. **50**.

SOCIÉTÉ MÉDICALE DES HOPITAUX : Ajouter **5** fr. au prix de l'abonnement annuel pour la France et **8** fr. pour l'Union postale.

SOCIÉTÉ DE BIOLOGIE : Ajouter **5** fr. au prix de l'abonnement annuel pour la France et **8** fr. pour l'Union postale.

MANUEL
DE PATHOLOGIE EXTERNE

P A R

MM. RECLUS, KIRMISSON, PEYROT, BOUILLY

Professeurs agrégés de la Faculté de médecine de Paris,
Chirurgiens des hôpitaux.

L'ouvrage est publié en 4 volumes in-8º qui sont vendus
séparément 10 fr.

I. — *Maladies communes à tous les tissus. Maladies des
tissus*, par M. le Dr RECLUS.

II. — *Maladies des régions*. Tête et Rachis, par M. le
Dr KIRMISSON.

III. — *Maladies des régions*. Cou, poitrine, abdomen,
par M. le Dr PEYROT.

IV. — *Maladies des régions*. Organes génito-urinaires,
membres, par M. le Dr BOUILLY.

DICTIONNAIRE USUEL
DES SCIENCES MÉDICALES

P A R

LES Drs A. DECHAMBRE, MATHIAS DUVAL ET L. LEREBOULLET

1 volume très grand in-8º de 1760 pages, imprimé
en 2 colonnes avec 408 figures dans le texte... 25 fr.
Avec demi-reliure maroquin............... 30 fr.

Made at Dunstable, United Kingdom
2022-11-02
http://www.print-info.eu/

10648762R20235